中医学教科書シリーズ 4

主編　辰巳洋

中医外科学

源草社

中医学教科書シリーズ

総序文

私は北京中医学院（現・北京中医薬大学）を卒業後、勤務した病院で初めての中医師になり、講師を務めることになりました。当時中国は「西学中」（西洋医は中医学を学習する）の政策を実施していた時期でしたが、そんな中での講師への就任でした。病院の講義では、北京中医学院の恩師たちの教え方を真似て、講義の最中に教科書を見ないで済むように、講義内容はすべて暗記しました。また、学生からの質問に困らないよう、多くの参考書に親しみました。これらは人にものを教えるという意味で、とてもよい経験になったと感じています。

その後日本に渡り、中医学、薬膳学を教える道を 20 年間歩んできました。

まず専門学校に勤め、陰陽五行・気血津液・五臓六腑などを手始めに、真っ向から正統派の方法で講義を始めましたが、当時の学生たちに理解は難しく、当然つまらないので講師のほうを向くこともありません。ここはやはりカリキュラムを工夫して教えないとどうしようもないと悟りました。

その時、病院で行っていた漢方相談のことをふと思い出しました。ほとんどの患者さんが最後に発する質問は、「先生、何を食べたらいいですか？」「食べ物はどうしたらいいですか？」です。こと食事には、皆さんが強い関心をもっていることに改めて気づかされました。

食事と医学は、中医学からみると「食薬同源」「食医同源」であり、いきなり中医学を教え込むよりも、食事と関わる薬膳から出発したほうが、一般の方たちが馴染みやすく、また受け入れやすいのではないかと考えつきました。そんな経緯もあり本草薬膳学院は設立当初、中医薬膳学からスタートしました。教科書としては『実用中医薬膳学』（東洋学術出版社）、『薬膳の基本』（緑書房）、『食薬学』（本草薬膳学院）を刊行し、また、つづく『実用中医学』（源草社）には食材を加えて使いやすいように配慮しました。参考書としての『薬膳素材辞典』（源草社）も上梓しました。

それから15年が経ちました。中医薬膳学から出発した学生たちは身近な食材の性質・味・帰経・効能について修得し、中医学の理論に従い食生活に応用していった結果、中医学の広さと奥深さに対する理解を深め、学習意欲がさらに湧いてきています。臨床と実践を旨とする中医学には継続学習が必要なのです。

そのことから2015年、本草薬膳学院研究科教科書の『中医臨床基礎学』、『中医内科学』一・二・三巻、『中医外科学』、『中医婦人科学』、『中医小児科学』、『方剤学』一・二巻、『食薬学』の計9冊の制作を計画し、校内教科書、いわば学院生のみが使用する内輪の教科書として刊行しました。学生たちからは、専門的な内容でありながら学習すべき重要ポイントが明確で、わかりやすいと上々の評価を得ています。

この研究科の教科書シリーズを、より多くの中医薬・薬膳学の学習を志す方々に提供できれば、中医薬・薬膳学の普及と全体のレベルアップにつながるのではとのご意見を、全国のじつに多くの方々からお寄せいただき、この度の出版の運びとなりました。本シリーズが読者の皆様のお役に立てることを切に願っています。

なお、本シリーズではその性質上、専門用語が多く記載されています。難解な専門用語は極力（　）内で説明していますが、専門用語の多くは『一語でわかる中医用語辞典』（源草社）でカバーできすることができます。参考にされることをお薦めします。

2017年12月

本草薬膳学院学院長　辰巳　洋

はじめに

司馬遷は『史記』「扁鵲(へんじゃく)倉公列伝」に紀元前の名医の医療活動を記録していました。書に“医有兪跗(ゆふ)、治病不以湯液醴灑(れいしゃ)、鑱石撟引(さんせききょういん)、案扤(ごつ)毒熨、一撥見病之応、因五臓之輸、乃割皮解肌、訣脈結筋、搦(じゃく)髄脳、揲(せつ)荒爪幕、湔浣(せんかん)腸胃、漱滌(そうじょう)五臓。”とあります

兪跗という医者は煎じ薬、酒、石針、按摩、温めるなどの方法を使わずに、衣服を脱がせ症状を診て、五臓の経絡・穴位によって手術を行った。そのやり方は、皮膚を切り裂き、筋肉を解き、脈管を分離し、筋を結び、重要な部位のいどみあった箇所（髄脳）を絡め取り、横隔膜（荒幕）を掴み、腸胃と五臓を洗い漱ぐ、というものであった。

このように太古に、外科に属する解剖術、手術が記録されていました。

「外科の祖」といわれ、麻酔を用い手術を行った名医に華佗(かだ)がいます。『三国誌』「魏書　方技伝」では、張仲景(ちょうちゅうけい)、董奉(とうほう)と並んで「建安三神医」といわれた華佗のことを伝えています。“若病結積在内、針薬所不能及、当須刳割者、便飲其麻沸散、須臾便如酔死、無所知、因破取。病若在腸中、便断腸湔洗、縫腹膏摩、四五日差、不痛、人亦不自寤、一月之間、即平復矣”とあります。

もし病気が針と薬が届かない体内に積結している場合、切り取る必要が出てくる。まずは麻沸散を飲ませる。しばらくして酒に酔って熟睡してから、手術を行い、積結を取り出す。もし積結が胃腸にあれば、断ち切ってすすぎ洗い、病気を除いてから縫い合わせて膏薬を塗る。すると四、五日でよくなり、一ヵ月で治る。”

華佗は胃腸に固まりがある患者に麻酔をかけた後、腹部の手術を行いました。これは医学史上において、麻酔をして手術で治療するということの記された最も早い記録です。

また、太古は生存する環境が現代に比べてはるかに厳しく、野外生活であったり、猛獣と戦いけがをすることも多くあったと想像できます。さらに衛生状況も悪いために、多くの皮膚の感染病症も出現しました。『霊枢』「癰疽第八

十一」には、癰腫・癰疽・夭疽（左側の頸部・項部・耳の後ろ・乳突部の癰疽）・疵癰（肩にできた癰疽）・米癰（腋下にできた癰）などの病名を多く記されています。

紀元 495 ～ 499 年、龔慶宣が『劉涓子鬼遺方』を著し、刃物による傷、けが、癰疽瘡瘍・湿疹・疥癬などの皮膚病、腸癰、乳癰などの症状とその治療について記録しています。この書は現存する最古の外科の専門書といわれています。

本書は、皮膚の炎症、皮膚の伝染病、乳房・甲状腺の疾病、腫瘤、がん、また肛門直腸・男性泌尿器官・周囲血管などの疾病についてまとめています。また、治療については、日本で認可されている漢方製剤を記載しています。中医臨床では欠かせない学科の一つとして皆様にお勧めいたします。

最後に、本の編集・出版にあたり版元の源草社の方々に御礼を申し上げます。また本書作成に尽力した本学院の職員のみなさんに心から感謝の意を表します。

2020 年 8 月　東京にて

主編者

目次

総序文　*1*
はじめに　*3*
参考文献　*18*

第1章　**中医外科学総論**　*19*

中医外科学の範囲 ---------- *20*
1．伝統中医外科学の範囲　*20*
2．現代中医外科学の範囲　*20*
中医外科学疾病命名の原則 ---------- *20*
中医外科学基本用語 ---------- *21*
中医外科学の致病素因 ---------- *24*
1．外感六淫　*24*
2．情志内傷　*24*
3．飲食不節　*25*
4．外来傷害　*25*
5．労傷虚損　*25*
6．特殊な毒邪の感受　*25*
7．痰飲・瘀血　*25*
中医外科学の発病機序 ---------- *26*
1．正邪盛衰　*26*
2．気血凝滞　*26*
3．経絡阻塞　*26*
4．臓腑失和　*26*
中医外科学の弁証 ---------- *27*
1．弁病　*27*
2．陰陽弁証　*27*
3．部位弁証　*28*
4．経絡弁証　*29*
5．局部弁証　*30*
中医外科疾病の治法 ---------- *35*
1．内治法　*36*
2．内治法の応用　*36*
3．外治法　*40*
4．その他の療法　*42*
● 第1章のポイント　*44*

第2章　瘡瘍　～6病証　*47*

1　癤 ---------- *48*

定義　病因病機　*48*

弁証論治　*48*

○内治

1．熱毒蘊結証　*48*　　2．暑熱浸淫証　*49*

3．体虚毒恋・陰虚内熱証　*49*

4．体虚毒恋・脾胃虚弱証　*49*

○外治

1．初期　*49*　　2．切開排膿後　*50*

2　疔 ---------- *51*

定義　*51*

2-1　顔面部疔瘡　*51*

定義　病因病機　*51*

弁証論治　*51*

○内治

1．熱毒蘊結証　*52*　　2．火毒熾盛証　*52*

○外治

1．初期　*52*　　2．膿がある場合　*53*　3．潰れた後　*53*

2-2　手足部疔瘡　*53*

定義　*53*　　病因病機　*54*

臨床表現　*54*

1．蛇眼疔　*54*　　2．蛇頭疔　*54*　　3．蛇腹疔　*54*

4．托盤疔　*55*　　5．足底疔　*55*

弁証論治　*55*

○内治

1．火毒凝結証　*55*　　2．熱勝肉腐証　*55*　　3．湿熱下注証　*56*

○外治

1．初期　*56*　　2．潰膿期　*56*　　3．収口期　*56*

2-3　紅絲疔　*57*

定義　病因病機　*57*

弁証論治　*57*

○内治

1．火毒入絡証　57　　2．火毒入営証　58
○外治
1．紅絲が細い場合　58　　2．初期　41
2-4　爛疔　59
定義　病因病機　59
弁証論治　59
○内治
1．湿火熾盛証　60　　2．毒入営血証　60
○外治　60
2-5　疫疔　61
定義　病因病機　61
弁証論治　61
○内治
1．疫毒蘊結証　61
○外治
1．初・中期　62　　2．後期　62
3　癰 ---- 63
定義　病因病機　63
分類　63
1．頸癰　63　　2．腋癰　64　　3．臍癰　64
4．委中毒　64
弁証論治　64
○内治
1．火毒凝結証　65　　2．熱性肉腐証　65　　3．気血両虚証　65
○外治
1．初期　66　　2．膿ができた場合　66
3．潰れた後　66　　4．袋膿がある場合　66
4　丹毒 ---- 67
定義　病因病機　67
弁証論治　67
○内治
1．風熱毒蘊証　68　　2．肝脾湿火証　68　　3．湿熱毒蘊証　68
4．胎火蘊毒証　68
○外治

1. 外敷法　69　2. 砭鐮法　69
3. 流火結毒で膿がある場合　69
5　瘰癧 ---- 70
定義　病因病機　70
弁証論治　70
○内治
1. 気滞痰凝証　70　2. 陰虚火旺証　70　3. 気血両虚証　71
○外治
1. 初期　71　2. 中期　71　3. 後期　72
6　褥瘡（床ずれ）---- 73
定義　病因病機　73
弁証論治　73
○内治
1. 気滞血瘀証　73　2. 蘊毒腐潰証　74　3. 気血両虚証　74
○外治
1. 長期で臥せている患者の場合　74
2. 潰爛後　74　3. 瘡口の膿腐を洗浄した後　74
● 第２章のポイント　76

第３章　乳房疾病　～４病証　79

1　乳癰 ---- 80
定義　80
病因病機　80
1. 乳汁鬱積　80　2. 肝鬱胃熱　80　3. 感受外邪　80
弁証論治　80
○内治
1. 気滞熱壅証　81　2. 熱毒熾盛証　81　3. 正虚毒恋証　82
○外治
1. 初期　82　2. 成膿期　82　3. 潰破後　82
2　乳癖 ---- 84
定義　病因病機　84
弁証論治　84
1. 片塊型　84　2. 結節型　85　3. 混合型　85

4. 弥漫型 85

○内治

1. 肝鬱痰凝証 85　2. 衝任失調証 85

○外治 86

3 乳核 ---------- 87

定義　病因病機 87

弁証論治 87

○内治

1. 肝気鬱結証 87　2. 血瘀痰凝証 87

○外治 88

4 乳岩 ---------- 89

定義 89

病因病機 89

1. 情志失調 89　2. 飲食失節 89　3. 衝任不暢 89

弁証論治 90

○内治

1. 肝鬱痰凝証 90　2. 衝任失調証 90　3. 正虚毒盛証 90

4. 気血両虧証 91　5. 脾虚胃弱証 91

○外治 91

● 第３章のポイント 92

第4章 **癭 ～4病証** 93

癭病について 94

病因病機 94

1. 気滞 94　2. 血瘀 94　3. 痰凝 94

4. 痰火鬱結 94　5. 衝任失調 94

検査方法 95

1. 望診 95　2. 触診 95　3. 聴診 95

基本的な治療方法 95

1. 理気解鬱 95　2. 活血祛瘀 95　3. 化痰軟堅 96

4. 清熱化痰 96　5. 調摂衝任 96

1　気癭 97

定義　病因病機　97

弁証論治　97

肝鬱気滞証　97

2　肉癭 98

定義　病因病機　98

弁証論治　98

○内治

1．気滞痰凝証　98　　2．気陰両虚証　99

○外治　99

3　癭癰 100

定義　病因病機　100

弁証論治　100

○内治

1．風熱痰凝証　100　　2．気滞痰凝証　100

○外治

1．初期　101　　2．化膿した後　101

4　石癭 102

定義　病因病機　102

弁証論治　102

○内治

1．痰瘀内結証　102　　2．瘀熱傷陰証　103

○外治

1．硬い腫塊、疼痛がある場合　103

2．腫塊疼痛・灼熱感のある場合　103

● 第４章のポイント　104

第５章　瘤・岩　～２病証　105

瘤と岩について　106

病因病機　106

基本的な治療方法　107

○内治

1．気鬱痰凝証　107　　2．寒痰凝聚証　107　　3．気血瘀滞証　107

4. 毒熱蘊結証　*108*　5. 正虚邪実証　*108*

○外治

1. 腫れ・疼痛がある場合　*108*

2. 腫れ・結塊がある場合　*109*

3. 潰瘍面がある場合　*109*

1　血瘤 ---------- *110*

定義　*110*

病因病機　*110*

1. 腎伏虚火　*110*　2. 心火妄動　*110*　3. 肝火燔灼　*110*

4. 脾不統血　*110*

診断　*110*

1. 毛細血管瘤　*110*　2. 海綿状血管瘤　*111*

弁証論治　*111*

○内治

1. 心腎火毒証　*111*　2. 肝経火旺証　*111*　3. 脾統失司証　*111*

○外治

1. 小さな毛細血管瘤や海綿状血管瘤がある場合　*112*

2. 赤色の腫塊がある場合　*112*

3. 血瘤出血がある場合　*112*

2　失栄 ---------- *113*

定義　病因病機　*113*

弁証論治　*113*

○内治

1. 気鬱痰結証　*113*　2. 陰毒結聚証　*114*　3. 瘀毒化熱証　*114*

4. 気血両虧証　*114*

○外治

1. 早期の頸部硬腫で気鬱痰結の場合　*114*

2. 早期の頸部硬腫で陰毒結聚の場合　*114*

3. 岩腫潰破後　*115*

● 第５章のポイント　*116*

第６章　**皮膚疾病　～10 病証**　*117*

皮膚疾病について　*118*

病因病機　*118*

1. 風　*118*　2. 湿　*118*　3. 熱　*119*
4. 虫　*119*　5. 毒　*119*　6. 血瘀　*119*
7. 血虚風燥　*119*　8. 肝腎不足　*120*

診断方法　*120*

1. 皮膚病の常見症状の弁証　*120*
2. 皮膚病の性質　*124*

治療方法　*124*

○内治法

1. 祛風法　*125*　2. 清熱法　*125*　3. 祛湿法　*125*
4. 潤燥法　*125*　5. 活血法　*126*　6. 温通法　*126*
7. 温通法　*126*　8. 補腎法　*126*

○外治法

1. 外用薬物の剤型　*127*
2. 外用薬物の使用原則　*128*　3. 針刺　*129*

予防と保養　*129*

1. 予防　*129*　2. 保養　*129*

1　熱瘡（単純疱疹）------ *130*

定義　病因病機　*130*

弁証論治　*130*

○内治

1. 肺胃熱盛証　*130*　2. 湿熱下注証　*130*　3. 陰虚内熱証　*131*

○外治

1. 初感染者　*131*　2. 局部の外用薬　*131*

2　蛇串瘡（帯状疱疹）------ *132*

定義　病因病機　*132*

弁証論治　*132*

○内治

1. 肝経鬱熱証　*132*　2. 脾虚湿蘊証　*133*　3. 気滞血瘀証　*133*

○外治

1. 初感染者　*133*　2. 水疱が破れた後　*134*
3. 水疱が破れず大きい場合　*134*

3　疣 ------ *135*

定義　病因病機　*135*

弁証論治　*135*

○内治
疣目　1．風熱血燥証　*135*　2．湿熱血瘀証　*136*
扁瘊　1．風熱蘊結証　*136*　2．熱瘀互結証　*136*
○外治
1．疣目　*136*　2．扁瘊　*137*　3．鼠乳　*137*
4．跖疣　*137*　5．糸状疣　*137*
○その他の治療法
1．艾灸法　*137*　2．針刺　*137*
4　風熱瘡 ---------- *138*
定義　病因病機　*138*
弁証論治　*138*
○内治
1．風熱蘊膚証　*138*　2．風熱血燥証　*138*
○外治
1．皮損の赤い腫れ　*139*
2．皮損の痒み　*139*
5　癬 ---------- *140*
定義　病因病機　*140*
弁証論治　*140*
○内治
1．風湿毒聚証　*140*　2．湿熱下注証　*141*
○外治
1．白禿瘡・肥瘡　*141*　2．鵝掌風・脚湿気　*141*
3．灰指甲　*142*　4．圓癬　*142*　5．紫白癜風　*142*
6　湿瘡 ---------- *143*
定義　病因病機　*143*
分類　*143*
1．急性湿瘡　*143*　2．亜急性湿瘡　*143*　3．慢性湿瘡　*143*
弁証論治　*144*
○内治
1．湿熱蘊膚証　*144*　2．脾虚湿蘊証　*144*　3．血虚風燥証　*144*
○外治
1．急性湿瘡　*145*　2．亜急性湿瘡　*145*　3．慢性湿瘡　*145*
7　接触性皮膚炎 ---------- *146*
定義　病因病機　*146*

弁証論治　*146*

○内治

1．湿熱蘊膚証　*147*　2．湿熱毒蘊証　*147*　3．血虚風燥証　*147*

○外治

1．皮損が紅斑・丘疹の場合　*147*

2．糜爛・結痂のある場合　*148*

3．皮膚が肥厚して鱗屑があり苔蘚化した場合　*148*

8　風瘙痒 ---------- *149*

定義　病因病機　*149*

弁証論治　*149*

○内治

1．風熱血熱証　*149*　2．湿熱内蘊証　*149*　3．血虚肝旺証　*150*

○外治

1．全身の皮膚掻痒がある場合　*150*

2．湿疹様に病変がある場合　*150*　3．薬浴と熏洗　*150*

4．皮膚が乾燥して痒みがある場合　*150*

9　牛皮癬 ---------- *151*

定義　病因病機　*151*

弁証論治　*151*

○内治

1．肝鬱化火証　*151*　2．風湿蘊膚証　*152*　3．血虚風燥証　*152*

○外治

1．肝鬱化火・風湿蘊膚証　*152*　2．血虚風燥証　*152*

3．皮損の色は赤、腫れ　*152*

4．皮損の痒み、肥厚、乾燥　*152*

10　粉刺 ---------- *153*

定義　病因病機　*153*

弁証論治　*153*

○内治

1．肺経風熱証　*153*　2．腸胃湿熱証　*154*　3．痰湿瘀滞証　*154*

○外治

1．皮疹が多い場合　*154*

2．結節・膿腫・嚢腫がひどい場合　*154*

● 第６章のポイント　*155*

第７章　肛門直腸疾病　*159*

肛裂 ---------- *160*
定義　*160*
病因病機　*160*
1．外傷素因　*160*　2．感染素因　*160*
3．肛門括約筋痙攣素因　*160*
弁証論治　*160*
○内治
1．血熱腸燥証　*160*　2．陰虚津虧証　*161*　3．気滞血瘀証　*161*
○外治
1．早期肛裂　*161*　2．慢性肛裂　*161*
● 第７章のポイント　*162*

第８章　男性泌尿器疾病　～５病証　*163*

1　子癰 ---------- *164*
定義　*164*
病因病機　*164*
1．湿熱下注　*164*　2．気滞痰凝　*164*
弁証論治　*164*
○臨床表現
1．急性子癰　*164*　2．慢性子癰　*164*
○内治
1．湿熱下注証　*165*　2．気滞痰凝証　*165*
○外治
1．急性子癰　*165*　2．慢性子癰　*165*
2　陰茎痰核 ---------- *166*
定義　病因病機　*166*
弁証論治　*166*
○内治
痰濁凝結証　*166*
○外治
脾腎陽虚、痰瘀互結の結塊がある場合　*167*

3　男性不育症 ---- *168*

定義　*168*

病因病機　*168*

1．腎気虚弱　*168*　　2．肝鬱気滞　*168*　　3．湿熱下注　*168*

4．気血両虚　*168*

弁証論治　*169*

○内治

1．腎陽虚衰証　*169*　　2．腎陰不足証　*169*　　3．肝鬱気滞証　*169*

4．湿熱下注証　*170*　　5．気血両虚証　*170*

4　慢性前立腺炎 ---- *171*

定義　病因病機　*171*

弁証論治　*171*

○内治

1．湿熱蘊結証　*171*　　2．気滞血瘀証　*172*　　3．陰虚火旺証　*172*

4．腎陽虚損証　*172*

○外治

1．温水坐浴　*172*　　2．肛門用薬　*173*

5　前立腺増生症 ---- *174*

定義　*174*

病因病機　*174*

1．脾腎両虚　*174*　　2．気滞血瘀　*174*　　3．湿熱蘊結　*174*

弁証論治　*175*

○内治

1．湿熱下注証　*175*　　2．脾腎気虚証　*175*　　3．気滞血瘀証　*175*

4．腎陰虧虚証　*175*　　5．腎陽不足証　*176*

○外治

1．臍療法　*176*　　2．浣腸法　*176*

● 第８章のポイント　*177*

第９章　**周囲血管疾病　～３病証**　*179*

1　血栓性浅静脈炎 ---- *180*

定義　*180*

病因病機　*180*

1．湿熱蘊結　180　2．肝気鬱滞　180　3．外傷筋脈　180
弁証論治　180
1．肢体血栓性浅静脈炎　181　2．胸腹壁浅静脈炎　181
3．遊走性血栓性浅静脈炎　181
○内治
1．湿熱蘊結証　181　2．脈絡瘀阻証　181　3．肝気鬱結証　182
○外治
1．初期　182　2．後期　182

2　臁瘡 ---------- 183
定義　病因病機　183
弁証論治　183
○内治
1．湿熱下注証　184　2．気虚血瘀証　184
○外治
1．初期　184　2．後期　184

3　脱疽 ---------- 185
定義　病因病機　185
臨床分期　185
1．一期（局部缺血期）　185
2．二期（営養障害期）　186
3．三期（壊死期・壊疽期）　186
弁証論治　186
○内治
1．寒湿阻絡証　186　2．血脈瘀阻証　186　3．湿熱毒盛証　187
4．熱毒傷陰証　187　5．気陰両虚証　187
○外治
1．未潰者　187　2．已潰者　188

● 第９章のポイント　189

第10章　**その他の外科疾病 ～2病証**　191

1　焼傷 ---------- 192
定義　病因病機　192
弁証論治　192

焼傷面積の計算方法と焼傷深度の判断　*192*

○内治

1．火毒傷津証　*193*　2．陰傷陽脱証　*193*　3．火毒内陥証　*194*

4．気血両虚証　*194*　5．脾虚陰傷証　*194*

○外治

1．小面積のⅠ・Ⅱ度焼傷　*195*

2．比較的大面積のⅡ度焼傷で皮膚の破損がないもの　*195*

3．Ⅲ度焼傷　*195*

2　腸癰 -- *196*

定義　*196*

病因病機　*196*

1．飲食不節　*196*　2．飽食後の急激な運動や外傷　*196*

3．寒温の不適切　*196*　4．情志所傷　*196*

診断　*196*

1．初期　*196*　2．醸膿期　*197*　3．潰膿期　*197*

4．変証　*197*

弁証論治　*197*

○内治

1．瘀滞証　*198*　2．湿熱証　*198*　3．熱毒証　*198*

○外治　*199*

● 第 10 章のポイント　*200*

【附】本教科書に登場する主要中薬一覧表　*201*

編集協力　猪俣稔成　中澤美加　服部直美

参考文献

中医外科学　第 1 版　顧伯康主編　上海科学技術出版社　1986
中医外科学　第 1 版　陸徳銘主編　上海科学技術出版社　1997
中医外科学　第 2 版　李曰慶主編　中国中医薬出版社　2007
霊枢経語釋　第 1 版　張珍玉主編　山東科学技術出版社　1983
医宗金鑑第三分冊 外科心法要訣 第 1 版 清・呉謙等編 人民衛生出版社　1973
医古文　第 1 版　段逸山主編　上海科学技術出版社　1984
方剤学　第 1 版　鄧中甲主編　中国中医薬出版社　2003
史記　　第 1 版　司馬遷；李錦飛　人民文学出版社　2005

第1章

中医外科学総論

中医外科学は中医学の一部分として、皮膚の瘡瘍腫毒などの感染症・皮膚病・肛門病および外科の雑病の病因病機・診断や治療などに関する臨床学科である。中医外科学は昔「瘍医」と称され、癰・疽・癤・流注・腫・瘡瘍・毒などの腫瘍・潰瘍、刀・槍・剣・斧・矢などの金属兵器の金瘍、打撲・転倒などの折瘍は全て中医外科に総括されていた。明代以降は、内科に対して、体表に現れる皮膚の各病症は目で見えることから外科の名称が作られ、癰・疽・癤・疔・発・流痰・瘰癧・癭瘤・岩などの病症、乳房、目・鼻・耳・口腔・肛門・皮膚などの病症、やけど・しもやけ・虫獣に咬まれるなどの病症は中医外科に含まれている。

中医外科学の範囲

1. 伝統中医外科学の範囲

伝統中医外科学の範囲とは、人体の体表に発症し、一般的には肉眼で確認でき、有形で独特の証候のある、外治法を主要な治療法とする疾病である。例えば、肛腸・皮膚・男性泌尿器・乳房・外周血管・口・鼻・眼・耳・咽喉などの部位にできる瘡瘍・癭・瘤・岩などの疾病や打撲・捻挫・裂傷・やけど・虫や動物の咬み傷などである。

2. 現代中医外科学の範囲

現代中医外科学の範囲は伝統中医外科学を基本に、新たに更新された内容、例えば癰(肝癰や腸癰)・疝・急腹症・泌尿器・生殖器・性感染疾病などである。

中医外科学疾病命名の原則

一般的に外科疾病は、発病部位・穴位・臓腑・病因・形態・色・特徴・範囲・病程・伝染性などで分類して命名している。

命名	病名
部位による	乳癰(にゅうよう)・子癰(しよう)・対口疽(たいこうそ)など
穴位による	人中疔(じんちゅうちょう)・委中毒(いちゅうどく)・膻中疽(だんちゅうそ)など
臓腑による	腸癰(ちょうよう)・肝癰(かんよう)・肺癰(はいよう)など
病因による	破傷風(はしょうふう)・凍瘡(とうそう)・漆瘡(しつそう)など
形態による	蛇頭疔(じゃとうちょう)・鵝掌風(がしょうふう)など
色による	白駁風(はくばくふう)・丹毒(たんどく)など
疾病の特徴による	爛疔(らんちょう)・流注(るちゅう)・湿瘡(しつそう)など
範囲の大きさによる	小さいものを癤(せつ)・大きいものを癰(よう)など
病程の長さによる	千日瘡(せんにちそう)など
伝染性による	疫疔(えきちょう)など

この他、2種類以上の命名方法を合わせたもの、例えば乳岩(にゅうがん)・腎岩翻花(じんがんほんか)などがある。

中医外科学基本用語

1．瘍(よう)：　別名を外瘍といい、**外科疾病の全ての総称**のことである。古代では外科を瘍科ともいい、外科医のことを**瘍医**と呼んでいた。

2．瘡(そう)：　瘡とは**体表**にできる発疹・疱疹・潰破してから**糜爛**(びらん)したものなどの外科疾患の総称である。

3．瘡瘍(そうよう)：広義では**体表**にできる外科疾患全ての総称である。
狭義では体表の化膿性疾病のことを指す。

4．腫瘍(しゅよう)：**体表**にできる外科疾病のまだ**潰破していない腫塊**を指す。

5．潰瘍(かいよう)：すでに**潰破**した外科疾病の**瘡面**を指す。

6．癰(よう)：　**気血に邪毒が壅聚して発生した化膿性疾病**。**外癰**と**内癰**に分類される。外癰とは体表の皮肉の間にできた**急性化膿性疾患**のことで、局部に**紅・腫・熱・痛**の特徴があり、腫れる範囲は**6～9㎝**となる。内癰とは臓腑に生じた**化膿性疾患**を指す。

7．癤(せつ)：　体表の皮肉の間にできた**急性化膿性疾患**のことで、局部に**紅・腫・熱・痛**の特徴があり、腫れる範囲は約**3㎝**で、潰破しやすく、膿が出ると癒着する。

8．疔(ちょう)：　顔面部に発生する「**顔面部疔瘡**(ちょうそう)」と手足の関節に発生する「**手足部疔瘡**」に分類される。形態として顔面部疔瘡は局部が粟のような小さいもので、硬くて根盤が深く、**釘のような形**になっている。手足部疔瘡は関節の腫れ・かゆみ・感覚が鈍い・熱感・痛みがある。

9．**疽**：**毒邪が阻滞した気血により皮肉・筋骨に発症した疾病**。有頭疽と無頭疽に分類される。有頭疽は皮膚と筋肉間の急性の化膿性疾病で、局部に**紅・腫・熱・痛**の特徴があり、**腫れる範囲は 9 ～ 12㎝**、ひどくなると **30㎝**にもなる。無頭疽は骨と関節間の急性の化膿性疾病であるが、古代文献には慢性外科疾病として記録されていた。

10. **胬肉**：瘡瘍が潰破した後にみられる**過度に生長して突起した瘡面**や、開いた瘡口の外側の**腐肉**のこと。

11. **根盤**：**腫瘍の基底部周囲にある硬い部分で境界のはっきりしたものを指す**。根盤が収束したものは陽証、崩壊したものは陰証である。

12. **根脚**：**腫瘍の基底根部を指す**。多くは粟粒状の膿頭で、釘のような疔の基底根部である。

13. **応指**：すでに**化膿**しているか他の**液体がある患部**のことで、**押すと波動感**がある。

14. **護場**：瘡瘍の正邪闘争中に正気が邪気を抑え込み、病気を深く広く進展させなかった**腫脹範囲**のこと。

15. **袋膿**：潰れた後の瘡口が縮小し、あるいは切り傷が不当で空腔を大きくさせ、**袋状の形をして膿液を排出できず袋の中に蓄積したもの**を袋膿という。

16. **痔**：痔とは峙突（まっすぐつき出たもの）の意味で、肛門・耳道・鼻孔など人の九竅中にできた**小さな肉の突起**のことをいう。

17. **漏**：**体表部に深い瘡口があり、そこから膿が持続的に流出する病証**。現代医学の「瘻管」と「洞」に相当する。瘻管は化膿性疾患のために体表部と臓腑との間にできる病的な管である。洞とは化膿性疾患のために深層部組織から体表部に向かってできる病理性の盲管であり、出口は一つである。

18. **痰**：**皮と膜の間や筋肉と骨節の間に発症する、押すと軟らかかったり硬かったり嚢性感のある包塊**で、有形の徴候であり陰証に属する。臨床では痰という名をつけた疾病は大きく二種類に分類される。一つは**瘡癆性**の病変で 流痰・子痰などである。もう一つは**嚢腫性**の病変で、痰包・痰核などを指す。他にも痰の文字は使われていないが病因が痰と関係の深い、気癭・肉癭などもある。

19. **毒**：**身体の陰陽の平衡状態を失調させ、身体に不利な影響を与えるものを作り出す全ての要素を毒と呼ぶ**。中医外科で毒の文字を使う疾病名は多い。伝染性のある疾病は例えば時毒がある。火毒症状が顕著で、発病が迅速な疾病を丹毒と呼ぶ。また明確な病邪を確定できない毒のことを無名腫毒と呼んでいる。

20. **結核**：**皮と膜の間の浅表部の病理性腫塊を結核と呼び**、現代医学の結核病とは異なる。例えば瘰癧のリンパ結節腫大は「数珠のようにつながった数え切れないほどの結核」と形容される。また乳房内の腫塊性の疾病を「乳中に梅の実のような結核」と書いていることもある。

21. 岩（がん）： 病変部の**腫塊が石のように硬く、凹凸があり、部位が移動しない**岩石のようで、破潰後に瘡面の中央の陥没が深く、岩穴のような状態のものを岩と呼んでいる。

22. 五善（ごぜん）：「善」とは「**良い征象**」という意味で、病程中に現れる「**良い証候**」を表し、予後が良い状態の目安となる。「五善」には心善・肝善・脾善・肺善・腎善がある。

五善	症状
肝善	体が軽く、不怒不驚、爪が紅く潤い、大便・小便も通利している
心善	精神爽快、言語もはっきりして舌が潤っており睡眠も安定している
脾善	唇に潤いがあり、飲食もおいしく、膿は黄色く粘稠、大便順調
肺善	声がはっきりして、咳や息切れもなく、呼吸順調、皮膚光沢
腎善	潮熱もなく、口や歯が潤い、尿は清長で、睡眠も安静な状態

23. 七悪（しちあく）：「悪」とは「**悪い征象**」という意味で、病程中に現れる「**悪い証候**」を表し、予後に不安がある状態の目安となる。「七悪」とは肝悪・心悪・脾悪・肺悪・腎悪・臓腑敗壊（はいかい）・気血衰竭（すいけつ）（脱証）のことである。

五善	症状
肝悪	身体が強張り、目が正視できず、瘡から血の滲出液が出て、驚悸が起こりやすい状態
心悪	神志がはっきりせず、イライラ・舌の乾燥・瘡色は紫黒・言語ははっきりしない状態
脾悪	痩せ・瘡瘍が陥没して臭い・食欲不振・薬などを嘔吐する
肺悪	皮膚乾燥がひどく、痰多・痰鳴、声がでない・呼吸喘急・鼻翼煽動
腎悪	口渇があり飲みたい・顔色が黒い・咽喉が乾燥・陰嚢が内縮
臓腑敗壊	全身浮腫・嘔吐・しゃっくり・腸鳴・下痢・口のただれが広がる
気血衰竭（陽脱）	瘡瘍が陥没して色が暗い・時に汚水が出る・汗出・四肢冷え・横になりたい・声は低い

24. 順証（じゅんしょう）：「順」とは**正常な征象**のことで、ただ生理機能が正常な状態なだけでなく、**外科疾病の発展過程で症状が順序立てて現れる状態**を「順証」と呼ぶ。

25. 逆証（ぎゃくしょう）：「逆」とは**順序に反する征象**のことで、**外科疾病の発展過程で症状が順序立てて現れない状態**を「逆証」と呼んでいる。

中医外科学の致病素因

外科疾病の発生する要素は、概ね外感六淫・情志内傷・飲食不節・外来傷害・労傷虚損・特殊な毒邪の感受・痰飲瘀血の７つに分類される。

1. 外感六淫

六淫が致病素因となるのは身体の抵抗力が低下した時である。しかし六淫邪毒の毒力が強力で人体の正常な抵抗力を越えた場合は、外科疾病の発生・発展に影響が出てくる。六淫邪毒による疾病には多くの場合、一定の季節性がある。

邪気	特徴
風邪	風は陽邪で、**善行速変**（善くめぐり素早く変化する）の性質があるため、発病は**急速で多くは陽証**である。また、風の性質は上行し、人体の上部を犯す。
寒邪	寒は収引を主り、「寒が勝てば痛む」という特徴があり、寒邪は人体に侵入すると**局部の気血を凝滞しやすい**ため、凍瘡・脱疽・流痰などを起こしやすい。また寒は陰邪で一般的に**陰証**が多い。
暑邪	夏季は暑熱の季節で、暑邪は湿を挟むため、暑熱の邪気を感受すると肌膚に蘊蒸しやすく発汗過多になりやすい。また汗の出が不暢になると暑湿が体内に停留しやすく、**暑癤を発症しやすく**、ひどいと**暑湿流注**を形成する。同時に皮膚が常に湿った環境の中では陽気が肌表に通達することに影響し、局部の抵抗力を低下させ、外邪が侵入しやすくなる。また暑邪は陽邪で、**熱が軽いと痒み、ひどいと痛みとなり**、熱が勝つと**肉腐**となる特徴があるため、暑邪の致病特徴の多くは**陽証**を呈する。
湿邪	湿の性質は下に向かいやすく、重濁で粘稠である。また雨にあたったり湿気の多い環境での生活は湿邪を感受しやすい。外科疾病では**湿熱**が相兼することが多い。**下半身**に現れやすい外科の疾病は、湿邪と関係が深い。
燥邪	秋は乾燥の季節で、燥には涼燥と温燥の区別がある。秋風の冷たい季節は涼燥、日照りが多く雨が少ない風熱が勝る時期は温燥が多くなる。外科の発病では**温燥**が多い。燥邪は人体の陰液を傷めやすく、皮膚を侵犯するため、患部の**乾燥・枯槁・皸裂・落屑**などを引き起こす。また口や唇の乾燥・咽喉の乾燥や痛み・便秘などの全身症状を起こしやすい。
火邪	火邪の特徴は熱に属し、熱邪は火邪の軽いもの、火邪は熱邪の重いもので、両者の間には程度の違いがある。温熱の邪気を直接感受した場合は、**疔瘡・有頭疽・癰・薬毒・丹毒**を引き起こしやすい。火は陽邪で、**陽証**を起こしやすく、発病が迅速で病勢が激しく、赤みや熱感、腫勢の皮膚は薄く光沢があり、痛みは激烈で**化膿しやすい**という特徴がある。

2. 情志内傷

長期にわたる精神的ストレスや、突然の強烈な精神的ダメージを受け、人体の生理活動の調節作用の範囲を越えてしまうと、体内の**気血・経絡・臓腑機能を失調**させ、乳房・胸脇・頸部の腫れ・固まり・痰核・瘰癧などの外科疾病を発症する。

3. 飲食不節

脂こいものや味の濃いもの、酒や刺激物などを好んで食していると脾胃の機能を失調して、**湿熱火毒**を内生する。同時に外邪を感受すると、癰・有頭疽・疔瘡などを引き起こす。さらに飲食の不節により脾胃に火毒が起こって発症した癰・有頭疽・疔瘡などは、外邪により発症したものより病状が重くなる。

4. 外来傷害

打撲や捻挫、沸騰した湯、火焔、寒凍、金属や竹などでの裂傷など一切の物理的・化学的な要素は全て人体を傷害し、**水火燙傷（とうしょう）・凍傷・外傷**などを引き起こす。同時に外傷から毒邪を感染し、破傷風や手足疔瘡を発症することもある。また損傷後に**脈絡瘀阻・気血運行の失調から筋脈が失養**して脱疽を引き起こすこともある。

5. 労傷虚損

主に過度な肉体疲労・精神疲労・性生活の不摂生などは**臓腑の気血を損害**し、陰陽の不和から**正気を虧損**して痰核・瘰癧（るいれき）・脱疽・隠疹（いんしん）などの疾病を発症する。

6. 特殊な毒邪の感受

特殊な毒邪には虫毒・蛇毒・狂犬毒・薬毒・食物毒以外にも疫毒などがある。毒邪の致病特徴は、**発病が迅速で伝染性**があるものもあり、疼痛・掻痒・麻痺・発熱・口渇・便秘などの全身症状を伴うことである。

7. 痰飲・瘀血

痰飲・瘀血はどちらも臓腑機能が失調した病理産物で、一定の条件下では様々な器官の新たな病理変化や、継発性の病証を引き起こす。そのため、致病素因として引き起こした結果が、別の病変の原因に転化することになる。臨床では痰と瘀は相互に兼ね合い、また相互に影響を与える。

外科における痰は主に**肌肉・経絡・骨節の間**に凝集した有形の痰で、発病は緩慢、病程は長め、初期の症状はほとんどない、といった特徴がある。

また臨床中、外傷出血・血熱妄行（けつねつもうこう）・脾虚失統（ひきょしつとう）・寒客経脈（かんきゃくけいみゃく）・熱与血結（ねつよけつけつ）・気虚不運・気滞不行などは全て血瘀を形成する。その致病範囲は広く、病種も多く、症状は複雑で、人体の内外・上下・臓腑・経絡・皮肉・筋脈など全てにおよぶ。

中医外科学の発病機序

外科疾病の主な発病機序には、邪正盛衰・気血凝滞・経絡阻塞・臓腑失和の４つの原因がある。

1. 正邪盛衰

正気が旺盛であれば、臨床では陽証・実証が多く、進展は順証で予後が良好なことが多い。また正気不足では陰証・虚証が多く、正虚であれば邪気が停滞しやすく、容易に逆証になって予後も悪くなりやすい。

2. 気血凝滞（ぎょうたい）

気血凝滞とは、気血の生化が不足したり、運行障害が起こったために機能が失調した病理変化のことである。

外科疾病が発症するかどうかは人体の気血運行と密接な関係がある。気血が調和し、運行が通暢であれば六淫の邪気を感受したり、内傷七情があっても発病するとは限らない。逆に、気血の運行が失調し不和があれば発病しやすくなる。このほか、気血の盛衰は外科瘡瘍の起発・破潰（はかい）・収口などに直接関係があり、病程全体の長さにも一定の影響を与える。

3. 経絡阻塞

局部の経絡の阻滞は外科疾病の発病機序の一つで、同時に身体の経絡の部分的な虚弱は外科疾病発病の条件となりうる。また患部を通る経絡と外科疾病の発症や進展にも重要な関係がある。例えば、有頭疽が項の両側にできた場合、ここは足太陽膀胱経に属し、この経は寒水の経で、多血少気の経のため、起発は難しい。経絡も毒邪を伝導する通路であり、気血を運行し、人体の内外の組織器官を連絡する作用があるため、体表の毒邪も体内の臓腑を攻めることもありうる。逆に臓腑の病変が経絡を通して体表に伝わって形成したものが瘡瘍でもある。そのため、経絡と外科疾病は発生・変化の面で密接な関係がある。

4. 臓腑失和

外科疾病のほとんどが体表の皮・肉・脈・筋・骨などの一部に発症していても、臓腑との関係が深い。臓腑に内在する病変は体表に現れ、逆に体表の毒邪は経絡を通して臓腑に伝わり病変を引き起こす。そのため、古代には「五善」「七悪」の論述がある。

総じて、外科疾病の発生・発展・変化の過程をみていくと、気血・臓腑・経絡・正気の関係が非常に密接なことが分かり、さらに陰陽の失調は疾病の発生・発展の根本的な原因のため、切り離して考えることはできない。臨床では外科疾病の症状がたとえ千変万化に富んでいようと、疾病の基本的な性質である陰陽から分析し、陰虚なのか陽虚なのか、陰証に属すのか陽証に属すのかをはっきり見極めることが大切である。

中医外科学の弁証

1. 弁病

弁病とは、疾病の証候や本質、変化の規則を理解・把握することで、例えば、疔(ちょう)瘡(そう)・疫疔(えきちょう)・手足疔瘡・顔面疔瘡の症状・治療方法・予後・転帰などはそれぞれ異なる。

弁病する際は、望・聞・問・切の四診を運用し、臨床の第一歩目となる資料を取得する。この資料が完璧で、全面的で、正確であるかどうかが、弁病の際の正確性を左右する。臨床では、最初の資料が不正確で不備があった場合、誤診や漏診となる病例が多い。四診が正確に完備されていても、臨床で弁病を誤ることがあるが、これは分析・総合的な判断が不正確なためである。一部分を強調したり、詳細を軽視したり、主観が入ったりすることが弁病を誤る原因と考えられる。そのため、豊富な知識と経験を使って、謹厳実直に思慮を深め、四診の資料から微に入り際にわたって全面的に分析していくことが求められる。全面的な分析や正確な弁病とは一種の能力で、医学知識・臨床経験・思惟方法を常に鍛錬していくことで、初めて弁病の水準を高めることができる。

2. 陰陽弁証

陰陽とは八綱弁証の総綱のことである。外科疾病においては陰陽の属性には独自の特徴があり、疾病の発生・進展・症状・転帰など各方面で相対性があるため、直接この病は陽証か陰証かを認識できるのである。

中医外科疾病における陰陽弁証とは局部の症状において重要である。以下弁別の要点を表に現す。

項目	陽証	陰証
発病の緩急	急性発作	慢性発作
皮膚の色	紅赤	蒼白・紫暗・不変
皮膚の温度	灼熱	涼・不熱
腫脹の形態	高く盛り上がる	平坦か陥没
腫脹の範囲	根盤収束	根盤散漫
腫塊の硬さ	硬くも軟らかくもない	石のように硬いか綿のように軟らかい
疼痛感覚	激烈な疼痛・拒按	鈍痛・不痛・だるさ・痺れ
病位の深さ	皮膚・肌肉	血脈・筋骨
膿液の質量	濃厚で粘稠	希薄
潰瘍の形色	肉芽は紅色で潤沢	肉芽は蒼白か紫暗
病程の長短	病程は比較的短い	病程は比較的長い
全身症状	初期は冷え・発熱・口渇・食欲不振・便秘・尿が短く濃い。潰れた後は次第に消失	初期は顕著な症状なし。虚寒症状か膿があるときは虚熱症状があり、潰れた後は虚証がさらに悪化する
舌苔・脈象	舌質紅・舌苔黄・脈有余	舌質淡・舌苔少・脈不足
予後・順逆	易消・易潰・易斂 → 多順	難消・難潰・難斂 → 多逆

3. 部位弁証

部位弁証とは、外科疾病が発生した部位を上部・中部・下部に分類して弁証する方法で、「**外科三焦弁証**」ともいわれる。

1）上部弁証

上部とは、頭面・頸項・上肢を指す。

病因特徴：風邪は陽位を襲いやすく、温熱の性質は上部に向かうため、病因は風温・風熱が多い。

発病特徴：発生は迅速で猛烈。風邪侵襲は常に突然起こる。

症　　状：発熱・悪風・頭痛・めまい・顔や目が赤い・口渇・咽喉痛・舌尖紅・舌苔薄黄・脈浮数。

疾　　病：頭面部の癤・癰・疔。皮膚病では油風・黄水瘡など。頸項部の癰・有頭疽など。上肢の外傷染毒、例えば癤・疔など。

2）中部弁証

中部とは胸腹・腰背を指す。

病因特徴：七情内傷・五志不暢などで気機が鬱滞し、過度になると熱化して内火を生む。あるいは飲食の不節や過労・虚損が原因で気血が鬱滞することで痰湿が凝滞し、臓腑機能を失調する。多くは気鬱・火鬱である。

発病特徴：発病前に情志の不暢や刺激があり、もともと性格的にも鬱悶な人が多い。一般的に発病初期は症状が顕著でないが、いったん発病すると情志の変化で病状に影響が出る。

症　　状：症状は比較的複雑で、臓腑機能の影響によるため、軽重も不安定である。主な症状では吐き気・胸脇脹痛・腹脹や痞え・消化不良・便秘で硬くてすっきり出ない・腹痛・腸鳴・尿が短く濃い・舌質紅・脈弦数。

疾　　病：乳房の腫物・腋疽・脇疽・背疽・纏腰火丹・癥瘕・積聚・急腹症など。

3）下部弁証

下部とは臀部・陰部・腿・脛・足を指す。

病因特徴：寒湿・湿熱が多い。下部には陰偏盛・陽偏弱が多く、常に陰邪が襲う。湿の性質は下に向かうので、下部の病症は湿邪の原因が多い。

発病特徴：起病は緩慢、纏わりついてなかなか治癒しない。繰り返し発作を起こす。

症　　状：患部が重だるい・不快感・二便の不利・綿のような腫脹・滲出液のある紅腫・瘡面は紫暗・腐肉が脱落しづらい・新肉が再生しづらい。

疾　　病：臁瘡・脱疽・股腫・子癰・子痰・水疝など。

4. 経絡弁証

経絡とは、体表の組織と臓腑・器官の重要な連絡通路である。経絡弁証の目的は、診断と治療をさらに高めることで、大きく分けて三つある。

一つ目は、局部の病変と臓腑・器官の関係を理解し、疾病の伝変規律を理解することである。

二つ目は、疾病の部位を循行する経絡の分布から、どの臓腑の疾病と関係が深いかを理解し、経絡や経穴の圧痛や変化を観察して、診断の助けとすることである。

三つ目は、経絡の気血盛衰を理解して、関係の深い疾病の進展特徴・性質などと総合的に判断し、用薬の原則を明確にすることである。

1）人体各部が所属する経絡

部位	経絡
頭頂部	正中線上は督脈、両側は足太陽膀胱経
顔面部・乳部	足陽明胃経（乳房・乳頭は胃経・乳外側は足少陽胆経・足厥陰肝経）
耳部前後	足少陽胆経と手少陽三焦経
手・足心部	手心は手厥陰心包経、足心は足少陰腎経
背部	陽経。背は陽に属し、中央部は督脈、両側は足太陽膀胱経
腕部	外側は手三陽経。内側は手三陰経
腿部	外側は足三陽経。内側は足三陰経
腹部	陰経。腹は陰に属し、中央は任脈
その他	目は肝経、耳は腎経、鼻は肺経、舌は心経、口唇は脾経

2）十二経脈の気血の多さ

三陰経		三陽経	
手足太陰経	多気少血	手足太陽経	多血少気
手足少陰経	多血少気	手足陽明経	多気多血
手足厥陰経	多血少気	手足少陽経	多気少血

十二経脈の気血の多さによる外瘍の治療方法は：

①多血少気：多血では必ず凝滞し、少気では外発は緩慢である。そのため、治療時は破血・補托を重視する。

②多気少血：多気は必ず結滞し、少血は収斂が難しい。そのため、治療では、行気・滋養を重視する。

③多気多血：多くは潰れやすく、収斂しやすい。実証が多いため、治療では行気活血を重視する。

例：乳癰の患部は多気多血の足陽明胃経のため、治療は行気通乳がよい。

瘰癧は多気少血の足少陽胆経に属すため、行滞・滋養法を重視する。

3）引経薬

引経薬とは、経絡の主る一定部位に選択的に薬物を引経して、薬物の効能を直接病所に届かせ、治療効果を高める薬物のことである。

経絡	引経薬	経絡	引経薬
手太陽小腸経	黄柏・藁本	足太陽膀胱経	羌活
手陽明大腸経	升麻・石膏・葛根	足陽明胃経	白芷・升麻・石膏
手少陽三焦経	上焦：柴胡・連翹・地骨皮 中焦：青皮 下焦：附子	足少陽胆経	柴胡・青皮
手太陰肺経	桂枝・升麻・白芷・葱白	足太陰脾経	升麻・蒼朮・白芍
手厥陰心包経	柴胡・牡丹皮	足厥陰肝経	柴胡・青皮・川芎・呉茱萸
手少陰心経	黄連・細辛	足少陰腎経	独活・知母・細辛

5. 局部弁証

外科疾病の最も顕著な特徴とは、局部に病巣があり、明らかに身体の外側に症状が現れることである。主な臨床表現として、赤み・腫れ・発熱・疼痛・成膿・麻木・潰瘍・結節・腫塊・掻痒・機能障害による皮膚各部の損害などがある。

1）弁腫

腫とは各種の原因で経絡の阻滞、気血の凝滞により引き起こされ、形成された体表に現れる症状である。

性質	症状
熱腫	腫脹の色は紅・皮膚は薄く光沢がある・熱感・疼痛・腫勢は急激。主に陽証瘡瘍にみられる。
寒腫	腫脹は硬くない・皮膚の色は光沢がない・蒼白か紫暗・皮膚は冷たい・酸痛を伴い、温めると軽減。主に凍瘡・脱疽にみられる。
風腫	発病は急・漫腫宣浮・遊走性・場所不定・紅くない・微熱・軽微な疼痛。主に痄腮・癮疹にみられる。
湿腫	皮肉が重く、張って垂れる・押すと凹んで戻らない・水疱・黄水が出る・皮膚に浸淫する。主に股腫・湿瘡にみられる。
痰腫	腫脹は棉のように軟らかい・あるいはウナギのような硬さ・大きさや形態は不特定・場所も不特定・赤み、熱感はない・皮膚の色は不変。主に瘰癧・脂瘤などでみられる。
気腫	皮膚表面は緊張し内側は軟らかい・押すと凹む・手で戻すとすぐに元に戻る・皮下は弾力がある・赤み、熱感はない・情緒で変化。主に気癭・乳癖でみられる。
瘀血腫	腫脹は急・病程は早め・皮膚の色は初めは暗褐色・その後青紫色・次第に黄色くなり消退・血腫や感染、化膿腫もある。主に皮下血腫などでみられる。
膿腫	腫脹は皮膚が盛り上がる・皮膚に光沢がある・赤み・灼熱感・激しい跳痛・押すと波動感がある。
実腫	腫脹は皮膚が盛り上がる・根盤は収束・主に正盛邪実の瘡瘍にみられる。
虚腫	腫脹は皮膚が平坦・根盤は散漫・主に正虚で托毒できない瘡瘍にみられる。

2）弁腫塊・結節

腫塊とは体内にある比較的**大きな腫物**か、体表で**見えやすい腫物**のことである。例えば、腹腔内の腫物や体表にある大きめの腫瘤などである。腫物が**小さく**、ようやく触れるぐらいのものを**結節**と呼び、主に皮膚や皮下組織でみられる。腫塊に関しては大きさ・形態・質・活動度・位置・境界・疼痛・内容物などを弁別する。

3）弁疼痛

疼痛は気血凝滞による「不通則痛」の症状であり、瘡瘍によく現れる症状である。

①疼痛の原因

原因	症状
熱痛	皮膚の色は紅い・灼熱痛・冷やすと痛みが軽減。主に陽証瘡瘍にみられる。
寒痛	皮膚の色は紅くない・熱感もなし・酸痛・温めると痛みが軽減。主に脱疽・寒痺などでみられる。
風痛	痛みの場所が不定・あちこちにできる・移動も迅速・風にあたると悪化・主に行痺などでみられる。
気痛	痛みの波が一定でない・ときに痙攣・喜ぶと軽減し怒ると悪化。主に乳癖でみられる。
湿痛	酸脹痛・肢体が重だるい・押すと凹性水腫か糜爛、滲出液がみられる。主に、臁瘡（れんそう）・股腫などでみられる。
痰痛	軽微な痛みか鈍痛・皮膚の色は不変・押すと酸痛。主に脂瘤・肉瘤などでみられる。
化膿痛	痛みは急脹・痛みが止まらない・鶏がつつくような痛み・押すと波動感。主に瘡瘍の成膿期にみられる。
瘀血痛	初期は鈍痛・腫痛・皮膚の色は不変か暗褐色・または青紫の瘀斑。主に創傷か創傷性皮下出血でみられる。

②疼痛の類別

類別	症状
卒痛	突然発作・病勢は急激。主に急性疾患でみられる。
陣発痛	痛みは重かったり軽かったり・発作も一定ではない・痛みも出たりでなかったり。主に石淋（せきりん）などでみられる。
持続痛	痛みが休まず継続していく・持続的に軽減しない・連続的。主に瘡瘍初期と成膿期、脱疽などでみられる。

③疼痛の性質

性質	症状
刺痛	針で刺したような痛み・病変部位は主に皮膚。蛇串瘡(じゃかんそう)でみられる。
灼痛(しゃくつう)	焼けるような痛み・病変部位は主に肌膚。癤・顔面疔・焼傷などでみられる。
裂痛(れつつう)	裂けるような痛み・病変部位は主に皮肉。肛裂・手足皸裂の深いものでみられる。
鈍痛	緩やかな痛み・病変部位は主に骨と関節の間。流痰などでみられる。
酸痛	だるい痛み・病変部位は主に関節間。鶴膝痰(かくしつたん)などでみられる。
脹痛	張った痛み・脹満・不快感。血腫・癃閉(りゅうへい)などでみられる。
絞痛(こうつう)	刀で切られるようなきりきりした痛み・発病は急・病変部位は主に臓腑。石淋などでみられる。
啄痛(たくつう)	鶏がついばむような痛み・規律性がある痛み・病変部位は主に筋肉。陽証の瘡瘍の化膿段階でよくみられる。
抽掣痛(ちゅうせいつう)	痛みは拡散し、引っ張られる感覚以外にも放射痛を伴う。乳岩(にゅうがん)・石癭(せきえい)の晩期によくみられる。

4）弁痒

痒みは皮膚病の主な症状であり、局部皮膚の赤み・発疹・水疱・脱屑などの症状を伴うことがある。

原因	症状
風勝	痒みの部位が動き回り固定しない・身体中まんべんなく痒い・かき壊すと出血・破れたり収まったり・化膿、腐肉になりづらい・主に乾燥性。牛皮癬(ぎゅうひせん)・白疕(びゃくひ)・癮疹(いんしん)などでみられる。
湿勝	浸淫は四方に広がる・黄水の流出・表皮を蝕爛しやすい・肉腐になるほど痒みも増す・多くは湿性。主に急性湿疹や伝染性のある膿疱瘡(のうほうそう)などでみられる。
熱勝	皮膚に蕁麻疹・赤み・熱感・痒み・皮膚を露わにしている部分に多発・全身にまんべんなくできる・ひどいと糜爛(びらん)・滲出液(しんしゅつえき)・結痂(けつか)・伝染はしない。主に接触性皮膚炎でみられる。
虫淫(ちゅういん)	浸淫が蔓延・黄水の流出・皮膚の中に虫が動いているよう・痒みはひどい・伝染しやすい。主に手足癬・疥瘡(かいそう)などでみられる。
血虚	皮膚が厚くなる・乾燥・落屑・糜爛や滲出液は少ない・主に牛皮癬・慢性湿瘡などでみられる。

5）弁麻木(まぼく)

麻木とは、気血失調や毒邪熾盛により経脈が阻塞し、気血が阻滞したために起こる痛みも痒みもない筋肉が痺れて自由にきかない症状である。麻木の致病原因の違いにより臨床表現も異なる。

6）弁膿

膿は皮膚と筋肉の間に熱がこもり、肉を腐食した化膿症状であり、外科の疾病の中によくみられる病理産物である。

①成膿の特徴

症状	病機
疼痛	陽証膿瘍では、正邪の闘争が激しく、膿液を積聚して周囲の組織を圧迫するため、痛みが激烈で、局部の灼熱痛・拒按がある。年配者や体質虚弱なものは適応力や反応が鈍く、痛みも激しくない。陰証膿瘍では痛み・熱感はあまりなく、だるさ・脹れが顕著にみられる。
腫脹	皮膚が薄く光沢があるものは、膿がある。深部膿腫では皮膚の変化はあまりないが、脹れを感じる。
温度	患部を手で詳細に触れ、周囲の正常な皮膚と比べてみると、陽証の膿瘍であれば、温度が高くなっている。
硬さ	腫瘍に触れて硬いものはまだ膿がなく、半軟半硬のものはすでに膿ができており、すごく軟らかいものは膿が成熟している。

②成膿の確認方法

- **按触法**：両手の人差し指の腹で膿腫を軽く押さえ、片方で強く押すと波動感があり、この感覚を応指（おうし）と呼んでいる。
- **透光法**：患部に電灯などで光を当て、表面を注意深く観察する方法。
- **点圧法**：病巣部の膿液が少ない場合、大頭針の尾やマッチの頭など小さい丸い鈍器で軽く押す方法。
- **穿刺法**：膿液が少なく患部組織が深部の場合、直接注射器で膿液を採取する方法。
- **エコー検査**：特徴は操作が簡単で、体に傷をつけず、正確な位置や大きさを判断できる。また穿刺や切開もしやすくなる。

③部位の深さ

- **浅部膿瘍**：例えば陽証膿瘍では、皮膚は硬く高く盛り上がり、中は軟らかく陥没し、皮膚は薄く赤み・灼熱感があり、軽く触れると痛み・応指がある。
- **深部膿瘍**：腫塊は硬く散漫で、押すと陥没し、皮膚は熱感や赤みはほとんどなく、しっかり押すと痛みを感じる。

④膿の形質・色沢・気味

- **形質**：膿が濃厚で粘稠なら元気充盛、淡薄なら元気虚弱である。もし最初に黄色と白の濃厚で粘稠な膿が出て次に黄色い粘稠な水が出る場合は、収斂に向かう良好な状態である。もし膿が濃厚で粘稠から希薄になる場合は、体質が衰弱しており、収斂しづらい。
- **色沢**：黄色と白の粘稠な膿で色沢も鮮明なものは気血充足で最もよい状態である。もし膿が黄色く濁って粘稠、色沢がきれいでなければ気火有余（きかゆうよ）で順証に属する。もし膿が黄色く希薄で色沢はきれいでなければ気血虚弱である。もし膿が緑黒色で希薄な場合は筋骨損傷の可能性がある。膿に瘀血を挟む場合は、血絡損傷である。

・**気味**：一般的に多少生臭さがあり、粘稠であれば順証である。膿が悪臭を放ち、質が希薄であれば逆証で、骨膜損傷の可能性がある。

7）弁潰瘍

①色沢

・**陽証潰瘍**：色沢は鮮紅で潤いがあり、瘡面の膿液も黄色と白の濃厚で粘稠、腐肉も脱落しやすく、新肉が出てきて、瘡口が収斂しやすく、知覚は正常。

・**陰証潰瘍**：瘡面の色沢は灰暗色、膿は希薄で血水が出ることもある。腐肉は脱落しづらく、新肉も出づらい。瘡口は収斂しづらく、痛痒もわからない。

②形態

・**化膿性潰瘍**：瘡面の縁は整然としており、周囲の皮膚は微かに赤み・腫れがある。一般的に傷口は広く、底は狭い。内側には少量の膿性分泌物がある。

・**圧迫性潰瘍**（缺血性潰瘍）：初期の皮膚は暗紫で、すぐに黒く壊死する。滋水・液化があり、腐乱・膿液は臭い。筋脈・肌肉・骨膜にまでおよぶ。褥瘡（じょくそう）によくみられる。

・**瘡瘻性潰瘍**（そうろうせい）：瘡口の多くは陥凹形か空洞、漏管があり、肉色は不鮮明、膿水は希薄で、古綿状の老廃物がある。瘡口の癒合は緩慢か、繰り返し潰破し、難治である。

・**岩性潰瘍**：瘡面の多くは岩穴のような湯玉状で、潰瘍底部に真珠のような結節がある場合もある。内側は紫黒色の壊死組織があり、生臭い血水が出る。

・**梅毒性潰瘍**：多くは半月形で辺縁は整然として、ノミのように硬くまっすぐ削れ、内側は微かに凹み、底は高さが不特定、希薄で臭い分泌物が出る。

8）弁出血

①**便血**：上消化道出血では一般的にアスファルトのような黒便で「**遠血**（えんけつ）」という。直腸や肛門の便血は血色が鮮血で「**近血**（きんけつ）」という。

②**尿血**：一般的に尿に血が混じり無痛のものを「尿血」、痛みのあるものを「血淋」という。尿血の主な原因は、泌尿生殖器の感染・結石・腫瘤・損傷などがある。

中医外科疾病の治法

中医外科の治療には、内治法と外治法の二つがある。内治法は内科の治療と同様であるが、その中の「**透膿**（とうのう）」と「**托毒**（たくどく）」の治法は独特な中薬を用いるため内科と違い、外科治療の特徴となる。また外治法には外用薬・手術・局部の治療などがあり、外科独自の治療方法である。

1. 内治法

内治法には三つの原則がある。

1）消法

消法とは、異なった治療方法や方薬を運用して初期の腫瘍を消散し、邪毒が結聚（けっしゅう）して成膿しないようにする方法で、腫瘍初期の治療方法の総則となっている。この方法は、まだ成膿していない初期の腫瘍と非化膿性腫塊性疾病、および各種皮膚疾病に適応している。

2）托法（たくほう）

托法とは、補益気血と透膿の薬物を用いて、正気を助け毒邪を排出する方法で、毒邪の拡散や内陥の発生を防ぐ治療法則である。

3）補法

補法とは、補養の薬物を用いて、正気を回復し、新生を助け、早期の瘡口の癒合を目標とする治療法則である。

2. 内治法の応用

1）解表法

解表発汗薬物により邪気を外へ追い出し、外証を消散させる治療方法。

代表方薬

辛涼解表	方剤	升麻葛根湯（しょうまかっこんとう）・銀翹散（ぎんぎょうさん）・牛蒡解肌湯（ごぼうげきとう）
	中薬	薄荷・桑葉・蝉退・牛蒡子・連翹・浮萍・菊花など
辛温解表	方剤	十味敗毒湯（じゅうみはいどくとう）・荊防敗毒散（けいぼうはいどくさん）・万霊丹（まんれいたん）
	中薬	荊芥・防風・麻黄・桂枝・羌活・生姜・葱白など

2）通裏法

瀉下の薬物を用いて臓腑内部に蓄積した毒邪を排出して、除積導滞（じょせきどうたい）・逐瘀散結（ちくおさんけつ）・瀉熱定痛（しゃねつていつう）・邪祛毒消（じゃきょどくしょう）を目的とした治療法。

代表方薬

攻下	方剤	大承気湯（だいじょうきとう）・桃核承気湯（とうかくじょうきとう）・内疏黄連湯（ないそおうれんとう）・涼膈散（りょうかくさん）
	中薬	大黄・芒硝・枳実・番瀉葉など
潤下	方剤	潤腸湯（じゅんちょうとう）・麻子仁丸（ましにんがん）
	中薬	瓜蔞仁・火麻仁・郁李仁・蜂蜜など

3）清熱法

寒涼の薬物を用いて内蘊の熱毒を清解する治療法。外科の主要治療法則。

代表方薬

清熱解毒	方剤	五味消毒飲（ごみしょうどくいん）・消風散（しょうふうあん）・銀翹解毒散（ぎんぎょうげどくさん）
	中薬	蒲公英・紫花地丁・金銀花・連翹・蚤休・野菊花など
清気分熱	方剤	黄連解毒湯（おうれんげどくとう）・三黄瀉心湯（さんおうしゃしんとう）・三物黄芩湯（さんもつおうごんとう）
	中薬	黄連・黄芩・黄柏・石膏など
清血分熱	方剤	犀角地黄湯（さいかくじおうとう）・清営湯（せいえいとう）
	中薬	水牛角・生地黄・赤芍・牡丹皮・紫草・大青葉など
養陰清熱	方剤	知柏地黄丸（ちばくじおうがん）・滋陰降火湯（じいんこうかとう）
	中薬	玄参・麦門冬・亀板・知母など
清骨蒸潮熱	方剤	清骨散（せいこつさん）
	中薬	地骨皮・青蒿・鼈甲・銀柴胡など

4）温通法

温経通絡・散寒化痰薬を用いて、陰寒凝滞（いんかんぎょうたい）の邪気を駆散する治療法で、寒証治療の主要法則である。

代表方薬

温経通陽	方剤	陽和湯（ようわとう）・当帰四逆加呉茱萸生姜湯（とうきしぎゃくかごしゅゆしょうきょうとう）
	中薬	附子・肉桂・乾姜・桂枝・麻黄・白芥子など
温経散寒	方剤	大防風湯（だいぼうふうとう）・独活寄生湯（どっかつきせいとう）
	中薬	細辛・桂枝・羌活・独活・秦艽・防風・桑寄生など

5）袪痰法

鹹寒軟堅化痰（かんかんなんけんかたん）の薬物を用いて、痰が凝集した腫塊を消散する法則。

代表方薬

疏風化痰	方剤	牛蒡解肌湯（ごぼうげきとう）合二陳湯（にちんとう）
	中薬	牛蒡子・薄荷・蝉退・夏枯草・陳皮・杏仁・半夏など
清熱化痰	方剤	清咽利膈湯（せいいんりかくとう）合二母散（にぼさん）
	中薬	板藍根・連翹・黄芩・金銀花・貝母・桔梗・瓜蔞・竹筎など
解鬱化痰	方剤	逍遥散（しょうようさん）合二陳湯（にちんとう）
	中薬	柴胡・川楝子・鬱金・香附子・海藻・昆布・白芥子など
養営化痰	方剤	香貝養栄湯（こうばいようえいとう）
	中薬	当帰・白芍・何首烏・茯苓・貝母など

6）理湿法

燥湿・淡滲利湿（たんしんりしつ）の薬物を用いて湿邪を祛除する治療方法。

代表方薬

燥湿運脾	方剤	平胃散（へいいさん）
	中薬	蒼朮・佩蘭・藿香・厚朴・半夏・陳皮など
清熱利湿 淡滲利湿	方剤	竜胆瀉肝湯（りゅうたんしゃかんとう）・二妙丸（にみょうがん）・萆薢滲湿湯（ひかいしんしつとう）・五神湯（ごしんとう）
	中薬	萆薢・沢瀉・薏苡仁・猪苓・茯苓・車前子・茵蔯蒿など
除湿祛風	方剤	豨薟丸（きれんがん）・大防風湯（だいぼうふうとう）
	中薬	豨薟草・地膚子・威霊仙・防已・木瓜・晩蚕砂など

7）行気法

行気の薬物を用いて、気機を調暢し気血を流通して解鬱散結（げうつさんけつ）・消腫止痛（しょうしゅしつう）を目的とする治療方法。

代表方薬

疏肝解鬱 行気活血	方剤	逍遥散（しょうようさん）・清肝解鬱湯（せいかんげうつとう）
	中薬	柴胡・香附子・枳殻・陳皮・木香・延胡索・当帰・白芍・金鈴子・丹参など
理気解鬱 化痰軟堅	方剤	海藻玉壺湯（かいそうぎょくふとう）・開鬱散（かいうつさん）
	中薬	海藻・昆布・貝母・青皮・半夏・川芎など

8）和営法

調和営血（ちょうわえいけつ）の薬物を用いて、経絡を疏通し血脈を調和・流暢させ、瘡瘍の消腫止痛を目的とする治療方法。

代表方薬

活血化瘀	方剤	桂枝茯苓丸（けいしぶくりょうがん）・桃紅四物湯（とうこうしもつとう）
	中薬	桃仁・紅花・当帰・赤芍・紅藤など
活血逐瘀	方剤	大黄䗪虫丸（だいおうしゃちゅうがん）
	中薬	䗪虫・水蛭・虻虫・三棱・莪朮など

9）内托法

補益・透膿の薬物を用いて、正気を助け毒邪を排出する方法で、瘡瘍の毒邪を深部から浅部へ、また早急に液化して膿を形成し、病巣を局限化して、邪盛の場合は膿毒を深部に残さないように、正虚の場合は毒邪を内陥しないように、膿毒を排出し腫痛を消散する目的の治療方法。

代表方薬

透托	方剤	排膿散及湯（はいのうさんきゅうとう）・透膿散（とうのうさん）
	中薬	当帰・白芍・穿山甲・皂角刺など
益気托毒	方剤	托裏消毒散（たくりしょうどくさん）
	中薬	黄耆・党参・白朮など
温陽托毒	方剤	神功内托散（しんこうないたくさん）
	中薬	附子・乾姜など

10）補益法

補虚扶正（ほきょふせい）の薬物を用いて、体内の気血を充足させ、虚弱を除去して正気を回復させ、新肉の生長を助けて、早急に癒合させる治療方法。

代表方薬

益気	方剤	四君子湯（しくんしとう）・六君子湯（りっくんしとう）
	中薬	黄耆・党参・白朮など
養血	方剤	四物湯（しもつとう）
	中薬	当帰・熟地黄・鶏血藤・白芍など
気血双補	方剤	八珍湯（はっちんとう）・十全大補湯（じゅうぜんたいほとう）
滋陰	方剤	六味地黄丸（ろくみじおうがん）
	中薬	生地黄・玄参・麦門冬・女貞子・旱蓮草など
助陽	方剤	八味地黄丸（はちみじおうがん）
	中薬	附子・肉桂・仙茅根・淫羊藿・巴戟天・鹿角片など

11）調胃法

調理胃気（ちょうりいき）の薬物を用いて、消化吸収を高め、気血生化を促進していく治療方法。

代表方薬

理脾和胃	方剤	異功散（いこうさん）・六君子湯（りっくんしとう）
	中薬	党参・白朮・茯苓・陳皮・砂仁など
和胃化濁	方剤	二陳湯（にちんとう）
	中薬	陳皮・茯苓・半夏・厚朴・竹筎・穀芽・麦芽など
清養胃陰	方剤	益胃湯（えきいとう）
	中薬	沙参・麦門冬・玉竹・生地黄・天花粉など

3. 外治法

1）膏薬・油膏

解表発汗薬物により邪気を外へ追い出し、外証を消散させる治療方法。

①**膏薬**：膏薬は古代には**薄貼**と呼ばれ、現代では**硬膏**と呼んでいる。

適応証：外科疾病一切の初期・成膿・潰後の各段階で応用される。

用　法：**太乙膏**・**千捶膏**は、赤み・腫れ・熱感・疼痛が顕著な陽証潰瘍に適用する。**陽和解凝膏**は赤み・熱感がなく、漫腫無頭の陰証瘡瘍の未潰のものに適用し、温経和陽・祛風散寒・調気活血・化痰通絡の効能がある。

②**油膏**：膏薬は古代には薄貼と呼ばれ、現代では硬膏と呼んでいる。

適応証：腫瘍・潰瘍・皮膚病の糜爛・結痂・滲液が少ないもの・肛門病などに適用する。

用　法：**金黄膏**・**玉露膏**は清熱解毒・消腫止痛・散瘀化痰の作用があり、陽証瘡瘍に適用する。**衝和膏**は活血止痛・疏風祛寒・消腫軟堅の作用があり、半陰半陽証に適用する。**回陽玉竜膏**には温経散寒・活血化瘀の作用があり、陰証に適用する。潰瘍期には**生肌玉紅膏**・**紅油膏**・**生肌白玉膏**を選択する。**瘋油膏**は潤燥殺虫止痒の効能があり、牛皮癬・慢性湿瘡・皸裂などに適用する。**青黛散油膏**は収湿止痒・清熱解毒の効能があり、蛇串瘡・急慢性湿瘡など皮膚の赤み・痒み・痛みがあり、滲液の多くないもの、また痄腮（流行性耳下腺炎）で各種のアレルギーがあるものにも適応する。**消痔膏**・**黄連膏**は消痔退腫止痛の効能があり、内痔脱出・贅皮外痔・血栓外痔などで出血・水腫・疼痛の症状があるものに適用する

2）箍囲薬

箍囲薬とは、古くは**敷貼**とも呼ばれ、薬粉と液体を調合した糊剤のことである。

適応証：外瘍の初期・成膿・潰後・腫勢が散漫なもので、集積していない硬塊のあるものに適応する。

用　法：箍囲薬には寒性・熱性があり、使用の際は病証に応じて使い分けると、効果が上がりやすい。**金黄散**・**玉露散**は赤み・腫れ・熱感・疼痛が顕著な陽証潰瘍に適用する。**衝和散**は、腫れや痛み、赤み・熱感が顕著でない半陰半陽証に属するものに適応する。

箍囲薬を使用する際、酢で調整すると散瘀解毒、酒で調整すると助行薬力、葱・生姜・韮・ニンニクなどを砕いた汁で調整すると辛香散邪、菊花汁・絲瓜汁・金銀花露などでは清涼解毒、生卵では刺激の緩和、油類では潤沢肌膚などに働く。つまり、陽証では菊花汁・金銀花露・冷茶汁で、半陰半陽証では葱・生姜・韮・ニンニクなどを砕いた汁や蜂蜜、陰証では酢・酒などで調整するとよい。

3）摻薬

摻薬とは各種の薬物の粉末を、規律に従って配合・制方し、膏薬・油膏を塗布した上や患部に直接散布するもので、古くは散剤といわれ、現代では粉剤と呼ばれている。

①**消散薬**

適応証：腫瘍初期や腫勢が局部的で、未成膿のものに適用する。

用　法：**陽毒内消散**（ようどくないしょうさん）・**紅霊丹**（こうれいたん）には活血止痛・消腫化痰の効能があり、陽証全般に適応する。**陰毒内消散**（いんどくないしょうさん）・**桂麝散**（けいじゃさん）・**黒退消**（こくたいしょう）には温経活血・破堅（はけん）化痰・散風逐寒（ちくかん）の効能があり、陰証全般に適応する。

②**提膿祛腐薬**（ていのうきょふ）

適応証：潰瘍初期・膿栓が未溶・腐肉が未脱落・膿水が残留・新肉未生の段階全般に適応する。

用　法：提膿祛腐の主薬は**升丹**（しょうたん）で、臨床では瘡口が大きい場合、瘡口上に散布する。瘡口が小さい場合は、薬線で粘附するか、膏薬や油膏の上に蓋貼（がいちょう）してもよい。主に、**九一丹**（くいちたん）・**八二丹**（はちにたん）・**七三丹**（しちさんたん）・**五五丹**（ごごたん）・**九黄丹**（くおうたん）などを用いる。このほか、升丹のアレルギーがあるものには、**黒虎丹**（こくこたん）を用いる。**回陽玉竜散**（かいようぎょくりゅうさん）は温経活血・祛腐化痰の効能があり、潰瘍の陰証に用いる。

注意事項：升丹は有毒で刺激が強いため、升丹アレルギーのものには禁用。瘡面が大きい場合、吸収過多で水銀中毒にならないよう、慎重に用いる。

③**腐蝕薬**（ふしょく）**と平胬薬**（へいど）

適応証：腫瘍の膿が未潰のとき・痔瘡（じそう）・瘰癧・贅疣（ゆうぜい）・息肉（そくにく）・潰瘍が破潰後、瘡口が小さすぎて、膿を排出できないとき・瘡口が硬く、胬肉（どにく）が突出して腐肉を脱落できないときなどに適応する。

用　法：**白降丹**（びゃくこうたん）は瘡口が小さすぎて、膿腐が排出しづらいときに適応し、桑皮紙や絲棉紙で薬を巻きつけ、瘡口に挿入し瘡口を広げて、膿腐を排出しやすくする。**枯痔散**（こじさん）は痔瘡に用いて、痔核表面に薬を塗布して脱落しやすいようにする。**三品一条槍**（さんぴんいちじょうそう）は患部に挿入して漏管（ろうかん）を腐蝕させ、内痔や瘰癧を治療する。**平胬丹**は胬（ど）肉が突出した瘡面上に散布して、胬（ど）肉を回復させる。

注意事項：腐蝕薬は水銀や砒霜を含むため、中毒を起こさないよう長期や過量に使用してはならない。また水銀や砒霜のアレルギーのあるものには禁用。

④**祛腐生肌薬**（きょふしょうき）

適応証：潰瘍が長引き、腐肉が脱落せず、新肉が再生されないとき・或いは腐肉は脱落したが、新肉が生長せず、瘡口を収口できないときに適応する。

用　法：**回陽玉竜散**（かいようぎょくりゅうさん）は、温陽活血・祛腐生肌の効能があり、潰瘍の陰証に用いる。**月白珍珠散**（げつはくちんじゅさん）・**抜毒生肌散**（ばつどくしょうきさん）は潰瘍の陽証に用いる。**黄耆六一散**（おうぎろくいちさん）・**回陽生肌散**（かいようしょうきさん）は膿水が希薄で収口しづらい虚証の潰瘍に用いる。

⑤**生肌収口薬**（しょうきしゅうこう）

適応証：潰瘍の腐肉が脱落したが膿水が止まらないときに使用する。

用　法：**生肌散**（しょうきさん）・**八宝丹**（はっぽうたん）は陰証・陽証ともに使用できる。瘡面上に散布して使用する。

⑥**止血薬**

適応証：潰瘍や創傷出血で、小絡脈が損傷して出血したものに使用する。

用　法：**桃花散**（とうかさん）は潰瘍出血、**如聖金刀散**（じょせいきんとうさん）は創傷性出血に用いる。**雲南白薬**（うんなんびゃくやく）は潰瘍出血・創傷出血共に適用する。他にも三七粉を調整して糊状にしたものも止血効果がある。

⑦清熱収渋薬

適応証：皮膚病全般の、急性・亜急性の皮膚炎で滲出液が多くないものに適応する。

用　法：**青黛散**（せいたいさん）は清熱止痒の効能が強く、皮膚病で大きな潮紅丘疹があり、滲出液がないものに用いる。**三石散**（さんせきさん）は収渋生肌作用が強く、皮膚糜爛で多少の滲出液があり、赤み・熱感がないとき、直接患部につけるか、先に油剤を薄く塗った後に三石散をつけて、包帯で巻く。

外治法に使う薬のまとめ

外用薬		方剤名
膏油薬	膏薬	太乙膏・千捶膏・陽和解凝膏
	油膏	金黄膏・玉露膏・衝和膏・回陽玉竜膏・生肌玉紅膏・紅油膏・生肌白玉膏・瘋油膏・青黛散油膏・消痔膏・黄連膏
箍囲薬		金黄散・玉露散・衝和散
摻薬	消散薬	陽毒内消散・紅霊丹・陰毒内消散・桂麝散・黒退消
	提膿祛腐薬	升丹・九一丹・八二丹・七三丹・五五丹・九黄丹・黒虎丹・回陽玉竜散
	腐蝕薬と平胬薬	白降丹・枯痔散・三品一条槍・平胬丹
	祛腐生肌薬	回陽玉竜散・月白珍珠散・抜毒生肌散・黄耆六一散・回陽生肌散
	生肌収口薬	生肌散・八宝丹
	止血薬	桃花散・如聖金刀散・雲南白薬・三七粉
	清熱収渋薬	青黛散・三石散

4. その他の療法

1）引流法

引流法とは膿腫を切開したり自ら潰破した後、薬線・導管を用いたり創傷を拡大して膿液の暢流・腐肉の脱落と新肉の再生を促し、毒邪の拡散を防止して、潰瘍の早期癒合を目的とした治法である。薬線引流・導管引流・拡創術等がある。

薬線引流は潰瘍の瘡口が小さすぎて膿水を排出できないときや漏管や竇道（とうどう）があるときに用いる。導管引流は附骨疽（ふこつそ）・流痰・流注など膿腔が深く、膿液が排出しづらいものに用いる。

2）墊棉法（てんめんほう）

綿かガーゼを折りたたんで塊にして傷口の隙間を塞ぐ一種の補助療法である。押圧力で潰瘍の膿液を貯留させないように、また潰瘍の皮膚と新肉の癒合を高める目的で用いる。

潰瘍で膿の排出が不暢で袋膿のあるものや、竇道があり膿液が出尽くさないもの、潰瘍の膿腐は尽きて新肉も再生したが皮肉が粘合しないものなどに用いる。

3）鍼灸法（しんきゅうほう）

鍼法と灸法を合わせて鍼灸法と呼ぶ。外科治療において古代は灸法を多用していたが、近年は鍼法が灸法より応用範囲が広がり、多くの疾病で針刺治療を併用することで、治療効果を高めている。灸法とは薬物を患部で燃焼させて火力の温暖作用で薬力を高め、和陽祛寒・活血散瘀・疏通経絡・抜引鬱毒に働く。例えば腫瘍が未成な場合は消散させやすくし、既成の場合には潰膿させやすく、既潰の場合は収口しやすくする。

針刺法は、乳癖（にゅうへき）・癮疹・蛇串瘡（じゃせんそう）・痔瘡の手術後の疼痛・排尿困難などに適応する。灸法は、腫瘍初期の堅腫、特に陰寒毒邪が筋骨に凝滞したもの・正気虚弱で毒邪を排出できないもの・潰瘍が癒合せず、膿水が希薄で肌肉が硬くなり、新肉の再生が遅延しているものなどに適応する。

4）燻煙法（くんえんほう）

薬物を燃焼させた後、燻した煙で薬力と熱力の作用を高め、腠理を疏通させて気血を流暢にして治療目的を果たす一種の治法である。腫瘍・潰瘍に応用される。

5）熨法（いほう）

薬物に酒・酢を加えて炒め、布に包んで患部を摩擦して腠理を疏通し、気血を流暢させて治療目的を達成する治療方法。現在では、薬物を煮るのが大変なため、臨床では単純に薬物を熱敷する。

風寒湿痰が肌肉、筋骨に凝滞した乳癰初期や回乳に適応する。

6）熱烘療法（ねつこうりょうほう）

熱烘療法とは病変部位に薬を塗布した後、再度火で温め、局部の気血を流暢にして腠理（そうり）を開き、薬物を滲入させて活血祛風作用により痒感を軽減させ、皮膚の肥厚等を治療する治療方法。鵝掌風（がしょうふう）・慢性湿瘡・牛皮癬など皮膚の乾燥・掻痒の症状に応用される。

7）溻漬法（とうせきほう）

浸漬法（しんかいほう）のことを古くは溻漬法と呼んでいた。薬物を煎じた汁で患部を洗浄し、瘡口を清潔にして病邪を祛除して治療目的を達成する一種の治療方法。薬浴美容法や足湯などで応用される。

8）冷凍療法

各種の低温物質を利用して、患部の病変組織を冷やすことで寒涼によって気血を凝滞させ、病変組織の気血の濡養を失調させて組織細胞を壊死させる治療方法。疣贅（ゆうぜい）・痔核・痣・早期の皮膚がんなどで用いる。

9）激光療法

異なるレーザー光を用いて様々な疾病を治療していく方法を激光療法（レーザー治療）という。炭酸ガスレーザーは瘤・疣贅・痔核・痣・皮膚の部分的な良性、悪性疾病に、ヘリウムネオンレーザーは、瘡瘍初期・潰瘍で癒合しづらい病変・皮膚掻痒症・蛇串瘡の後遺症・油風などに適用されている。

第１章のポイント

■定義

■中医外科学基本用語

1．瘍　2．瘡　3．瘡瘍　4．腫瘍　5．潰瘍　6．癰
7．癤　8．疔　9．疽　10．毒　11．岩　12．五善と七悪
13．順証と逆証

■中医外科学致病素因

1．外感六淫　2．情志内傷　3．飲食不節　4．外来傷害
5．労傷虚損　6．特殊な毒邪の感受　7．痰飲・瘀血

■中医外科学発病機序

1．邪正盛衰　2．気血凝滞　3．経絡阻塞　4．臓腑失和

■中医外科学疾病・陰陽弁証の陰証・陽証の特徴

①発病の緩急　②皮膚の色　③腫脹の形態　④腫脹の範囲
⑤腫塊の硬さ　⑥疼痛感覚　⑦病位の深さ　⑧病程の長短
⑨予後・順逆

■経絡弁証

1）人体各部が所属する経絡

①頭頂部　②顔面部・乳部　③耳部前後　④手・足心部
⑤背部　⑥腕部　⑦腿部　⑧腹部
⑨その他：目・耳・鼻・舌・口唇

2）十二経脈の気血の多さ

①多血少気　②多気少血　③多気多血

3）引経薬

■局部弁証

1）弁腫

2）弁腫塊・結節

3）弁痛

①疼痛の原因　②疼痛の類別　③疼痛の性質

4）弁痒

5）弁麻木

6）弁膿

■中医外科疾病の治法

1．内治法

①消法　②托法　③補法

2．内治法の応用

①解表法　②通裏法　③清熱法　④温通法　⑤祛痰法

⑥理湿法　⑦行気法　⑧和営法　⑨内托法　⑩補益法

⑪調胃法

3．外治法

1）膏薬・油膏

2）箍囲薬

3）摻薬

第2章

瘡瘍 ～6病証

●瘡瘍は各種の致病素因の侵入によって起こされる体表の化膿性疾病の総称である。急性と慢性がある。瘡瘍に対する弁証論治は中医外科の特色といえるものである。

1　癤

定義

癤(せつ)とは皮膚浅表部位に発生した、範囲が比較的小さい急性の化膿性疾病である。病因や証候の違いにより、有頭癤(ゆうずせつ)・無頭癤(むずせつ)・螻蛄癤(おけらせつ)・癤病(せつびょう)などに分類される。

特徴は、腫勢は限定され、直径**3cm**以下、**突起の根は浅く、色は紅、熱感・疼痛があり、膿みやすく潰れやすく収まりやすい。**

現代医学の尋常性ざ瘡(じんじょうせいざそう)・頭皮膿症(とうひのうしょう)に相当する。

病因病機

内鬱湿火(ないうつしつか)と外感風邪(がいかんふうじゃ)が互いに結び付き、皮膚の阻滞したために起こる。または夏秋季に暑毒の邪気を感受し発症する。あるいは天候が暑いのに汗をかけず、暑湿熱が皮膚に蘊蒸(うんじょう)してあせもとなったり、かき壊して毒邪を感染して発症する。

癤発病後も処置が不適当であれば、瘡口は極めて小さくとも膿毒を貯留したり、かき壊して毒邪を感染すると頭頂のような皮膚の薄い部位で蔓延し、螻蛄癤に発展することもある。もし消渇や習慣性の便秘など慢性疾病で陰虚証や脾虚で軟便を伴う場合、感染しやすく繰り返し発症し、なかなか治癒しづらい。

弁証論治

治療においては**清熱解毒**が中心となる。**暑癤(しょせつ)**では**清暑化湿**を併用する。癤病の多くは虚実錯雑のため、必ず**扶正固本**と清熱解毒を併用し、**養陰清熱**や**健脾和胃**を行うようにして再発を避けるようにする。消渇病など慢性病を伴う者には、慢性病の治療を積極的に行うようにする。

○ 内治

1. 熱毒蘊結証(ねつどくうんけつしょう)

症状：項後部の髪の生え際、背部、臀部に好発する。軽症では１～２つの癤腫だが、多くなると全身に散発したり、一団にかたまってできたり、治った場所に再びできたりする。発熱・口渇・尿赤・便秘。舌苔黄、脈数。

治法：清熱解毒

方薬：黄連解毒湯(おうれんげどくとう)『肘後備急方』合五味消毒飲(ごみしょうどくいん)『医宗金鑑』

黄連解毒湯：黄連・山梔子各 9g、黄芩・黄柏各 6g

五味消毒飲：金銀花 15g、野菊花・蒲公英・紫花地丁・紫背天葵各 6g

参考：銀翹解毒散

金銀花・連翹各 4.26g、桔梗・甘草・薄荷各 2.56g、淡豆豉・牛蒡子各 2.14g、淡竹葉・荊芥各 1.70g、羚羊角 0.13g

2. 暑熱浸淫証

症状：夏秋季に多発・小児や産婦に多い・皮膚局部の赤み・腫れ・結塊・熱感・疼痛・根脚は浅い・範囲は限定的・発熱・口渇・便秘・尿赤。舌苔薄膩、脈滑数。

治法：清暑化湿解毒

方薬：清暑湯『外科全生集』

連翹・天花粉・赤芍・甘草・滑石・車前子・金銀花・沢瀉・淡竹葉 各等分

参考：清暑益気湯

人参・白朮・麦門冬各 3-3.5g、当帰・黄耆各 3g、陳皮 2-3g、五味子・黄柏・甘草各 1-2g（※厚生労働省 一般用漢方製剤承認基準による）

3. 体虚毒恋・陰虚内熱証

症状：癤腫が常に同じ場所に絶えずできる・全身に散発するか 1 ヵ所に固定・癤腫は大きめ・有頭疽に転化しやすい・口唇の乾燥。舌質紅・舌苔薄、脈細数。

治法：養陰清熱解毒

方薬：仙方活命飲『医宗金鑑』合増液湯『温病条弁』

仙方活命飲：白芷 3g、貝母・防風・赤芍・当帰・甘草・皂角・穿山甲・天花粉・乳香・没薬各 6g、金銀花・陳皮各 9g

増液湯：玄参 30g、麦門冬・生地黄各 24g

4. 体虚毒恋・脾胃虚弱証

症状：癤腫が全身各所に点在・成膿・膿水希薄・収口が緩慢・顔色萎黄・疲れ・食欲不振・軟便。舌質淡・歯痕・舌苔薄、脈濡。

治法：健脾和胃・清化湿熱

方薬：参苓白朮散『太平恵民和剤局方』合五神湯『外科真詮』

参苓白朮散：人参・白朮・白茯苓・炙甘草・山薬各 600g、白扁豆 450g、蓮子肉・桔梗・薏苡仁・縮砂各 300g

五神湯：金銀花 90g、茯苓・車前子・紫花地丁各 30g、牛膝 15g

○ 外治

1. 初期

小さいものは千捶膏を蓋貼するか、三黄洗剤を塗る。

大きいものは金黄散か玉露散、金銀花露か菊花露を糊状にして患部に外敷か、紫金錠を水で調えたものを外敷。

または野菊花葉・蒲公英・芙蓉葉・竜葵・敗醤草・絲瓜葉の一種類を洗浄して砕き、患部に敷く。毎日1～2回。または煎じ液で毎日2回外洗。

千捶膏（経験方）：唐胡麻150g、松香粉300g、軽粉30g、鉛丹・銀朱（朱砂に水銀と硫黄を混ぜあわせた物を焼いて作った中薬）各60g、茶油48g

三黄洗剤（経験方）：大黄・黄柏・黄芩・苦参各10-15g

紫金錠（玉枢丹）『鶴亭集』：山慈菇・五倍子各150g、大戟75g、雄黄・朱砂各50g、麝香9g

金黄散『医宗金鑑』：大黄・黄柏・姜黄・白芷各2500g、南星・陳皮・蒼朮・厚朴・甘草各1000g、天花粉5000g

玉露散（経験方）：芙蓉葉の茎を去り細末にする。

2. 切開排膿後

九一丹・太乙膏を蓋貼

膿が深い場合は出しつくした後、生肌散・白玉膏で収口。

九一丹『医宗金鑑』：熟石膏4.5g、升丹0.5g

太乙膏『外科正宗』：玄参・白芷・当帰身・肉桂・赤芍・大黄・生地黄・土木鼈各60g、阿魏9g、軽粉12g、柳枝・槐枝各100段、血余炭30g、鉛丹1200g、乳香15g、没薬9g、胡麻油2500g

生肌散（経験方）：炉甘石15g、滑石30g、滴乳石・血珀各9g、朱砂3g、竜脳0.3g

白玉膏（経験方）：尿浸石膏90%・制炉甘石10%

2　疔

定義

疔とは、発病が迅速で変化しやすく、危険性が比較的大きい急性化膿性疾病のことである。顔面部や手足部に多発する。

特徴は、**瘡の形は小さいが、範囲が3～6㎝くらいで、根脚が釘のように硬く、病状の変化も激しく、毒邪走散しやすい**。もし治療処置が適切でない場合、特に顔面部の疔瘡は**走黄**（疔瘡の火毒邪気が旺盛で、営血に侵入し、臓腑を攻め、危険な状態に陥る）になりやすく命の危険もある。また手足部の疔瘡は筋骨を損傷しやすい。

本病の分類は多く、現代医学の尋常性ざ瘡・気性壊疽・皮膚炭疽・急性リンパ管炎などに相当する。

2-1　顔面部疔瘡

定義

顔面部疔瘡とは、顔面部に発症した急性化膿性疾病である。発病部位の違いにより、名称は異なる。眉心に発症したものを眉心疔・印堂疔、両眉棱では眉棱疔、眼胞では眼胞疔、顴部では顴疔、人中では人中疔、人中の両側では虎須疔、口角では鎖口疔などである。このように名前は異なるが、病因や弁証論治は基本的に変わらない。

現代医学の顔面部尋常性ざ瘡などに相当する。

病因病機

主な要因は火熱の毒によるものである。その毒は脂もの・味の濃いもの・辛いものなどの過食で臓腑に内熱を起こすか、風熱火毒の邪気を感受したり、皮膚の破損から毒邪を感染すると、火熱の毒が皮膚に鬱滞し、気血を凝滞させてさらに火毒を結聚させ、熱により肉腐を形成して発症する。もし火毒が旺盛で営血を焼くと、**走黄**の重症になることもある。

弁証論治

初期は、顔面部の皮膚上に粟米ほどの膿頭が現れ、痒み・痺れの後、次第に**赤み・腫れ・熱感・疼痛**が出現する。重症では悪寒・発熱などの全身症状を伴う。

中期である5～7日目には、腫れは次第に拡大し、周りも湿潤が顕著になる。痛みがひどく膿頭は破潰する。発熱・口渇・大便乾燥・尿赤・舌苔黄膩・脈弦滑数を伴う。

後期である、7～10日目には腫れも落ち着き、膿も軟らかくなり、膿栓も排出される。腫痛も治まり、身熱も減退する。10～14日目には治癒する。

もし処置が不適当だったり、無理に圧力をかけたり、不注意で傷つけてしまったり、切開が早すぎたりすると疔瘡の頭頂部は膿がなく黒くなり、周囲の皮膚の色が暗紅、腫れも拡散し、護場を失い、頭面・耳・項が全て腫れ、壮熱・イライラ・意識不明・譫語・舌質紅絳・舌苔黄糙（そう）・脈洪数を伴い、疔毒が走散した「**走黄**」を発症する。

○ 内治

1. 熱毒蘊結証（ねつどくうんけつ）

症状：紅腫が盛り上がる・根脚は収束・発熱・頭痛。舌質紅・舌苔黄、脈数。

治法：清熱解毒

方薬：黄連解毒湯（おうれんげどくとう）『肘後備急方』合五味消毒飲（ごみしょうどくいん）『医宗金鑑』

黄連解毒湯：黄連・山梔子各9g、黄芩・黄柏各6g

五味消毒飲：金銀花15g、野菊花・蒲公英・紫花地丁・紫背天葵各6g

参考：銀翹解毒散（ぎんぎょうげどくさん）

金銀花・連翹各4.26g、桔梗・甘草・薄荷各2.56g、淡豆豉・牛蒡子各2.14g、淡竹葉・荊芥各1.70g、羚羊角0.13g

2. 火毒熾盛証（かどくしせい）

症状：瘡の形は平坦・腫れは散漫・皮膚の色は紫暗・灼熱感・疼痛・高熱・頭痛・煩渇・吐き気・尿赤。舌質紅・舌苔黄膩、脈洪数。

治法：涼血清熱解毒

方薬：黄連解毒湯（おうれんげどくとう）『肘後備急方』、犀角地黄湯（さいかくじおうとう）『備急千金要方』、五味消毒飲（ごみしょうどくいん）『医宗金鑑』

黄連解毒湯：黄連・山梔子各9g、黄芩・黄柏各6g

犀角地黄湯：生地黄30g、赤芍・牡丹皮各9g、犀角3g

五味消毒飲：金銀花15g、野菊花・蒲公英・紫花地丁・紫背天葵各6g

参考：銀翹解毒散（ぎんぎょうげどくさん）

金銀花・連翹各4.26g、桔梗・甘草・薄荷各2.56g、淡豆豉・牛蒡子各2.14g、淡竹葉・荊芥各1.70g、羚羊角0.13g

○ 外治

1. 初期

箍毒消腫で、金黄散（きんおうさん）か玉露散（ぎょくろさん）を金銀花露か水で調整し、糊状にして敷貼するか、千捶膏（せんすいこう）を蓋貼する。

または六神丸、紫金錠を砕いて水で溶いて外敷する。

金黄散『医宗金鑑』：大黄・黄柏・姜黄・白芷各 2500g、
南星・陳皮・蒼朮・厚朴・甘草各 1000g、天花粉 5000g

玉露散（経験方）：芙蓉葉の茎を去り細末にする。

千捶膏（経験方）：唐胡麻 150g、松香粉 300g、軽粉 30g、鉛丹・銀朱各 60g、
茶油 48g

六神丸『湯頭歌訣詳解』：蟾酥・雄黄各 6g、牛黄・朱砂・麝香・珍珠粉各 4.5g

紫金錠（玉枢丹）『鶴亭集』：山慈菇・五倍子各 150g、大戟 75g、
雄黄・朱砂各 50g、麝香 9g。

2. 膿がある場合

提膿祛腐で九一丹・八二丹を瘡頂部に撒き、さらに玉露膏か千捶膏を敷貼する。

もし膿が出きらない場合は薬線で引流する。

もし膿が成熟して中央部に軟らかい波動感があれば、切開して排膿する。

九一丹『医宗金鑑』：熟石膏 4.5g・升丹 0.5g

八二丹（経験方）：煅石膏 4g・升丹 1g

3. 潰れた後

提膿祛腐・生肌収口をめざす。瘡口に**九一丹**を塗り、金黄膏を外敷する。膿が尽きたら生肌散・太乙膏・紅油膏に改め、蓋貼する。

金黄膏：金黄散 1/20 ＋ワセリン 8/10 を軟膏にする。

金黄散『医宗金鑑』：大黄・黄柏・姜黄・白芷各 2500g、
南星・陳皮・蒼朮・厚朴・甘草各 1000g、天花粉 5000g

生肌散（経験方）：炉甘石 15g、滑石 30g、滴乳石・血珀各 9g、朱砂 3g、竜脳 0.3g

太乙膏『外科正宗』：玄参・白芷・当帰身・肉桂・赤芍・大黄・生地黄・土木鼈
各 60g、阿魏 9g、軽粉 12g、柳枝・槐枝各 100 段、
血余炭 30g、鉛丹 1200g、乳香 15g、没薬 9g、
胡麻油 2500g

紅油膏（経験方）：ワセリン 300g ＋九一丹 30g ＋東丹（広丹）4.5g

2-2　手足部疔瘡

定義

手足部疔瘡とは、手足部に発生した急性化膿性疾病である。別名を瘭疽（ひょうそ）ともいう。臨床では比較的常見の蛇眼疔（じゃがんちょう）・蛇頭疔（じゃとうちょう）・蛇腹疔（じゃふくちょう）・托盤疔（たくばんちょう）・足底疔（そくていちょう）のことである。

現代医学では爪囲炎・化膿性指頭炎・化膿性腱鞘炎・掌中間隙感染・足底皮下膿腫などに相当する。

病因病機

内因は臓腑の火毒旺盛、外因は手足部の外傷感染毒で、例えば針・竹・木・魚の骨などで皮膚を傷めたり、昆虫などの咬み傷からの感染である。托盤疔はまた手少陰心経・手厥陰心包経の**火毒旺盛**による。足底疔の多くは**湿熱下注**による。また、全て火毒の邪気が経絡を阻絡し、気血を凝滞して熱により肉腐を形成したために発症し、ひどいと筋骨を腐傷する。

臨床表現

1. 蛇眼疔

症状：初期は**指の爪**の辺縁に軽微な紅腫疼痛がみられ、２～３日後に膿を形成し、爪の背側に膿液のつまった黄色か灰白色の透き通った一点の腫れができる。膿が出た後は腫れや痛みは軽減して、速やかに癒合する。膿毒が皮肉や爪下に侵入した場合、ひどいと爪の脱落がみられる。

2. 蛇頭疔

症状：初期は**指の尖端**に痒み・痛み、続けて刺痛や灼熱感、腫脹がみられ、色は紅いがはっきりせず、その後次第に腫脹は拡大していく。中期は腫れの勢いがひどく、手指の末節が蛇の頭部のように腫脹する。膿ができると激しい跳痛（ちょうつう）があり、患足を下垂すると痛みがさらにひどくなる。10日前後で膿が出来上がり、この頃は痛みで休むこともできず、食欲や睡眠に影響が出てくる。さらに悪寒・発熱・頭痛・全身の不快感などを伴う。後期は、膿が出ると大抵は腫痛は減り、治癒に向かう。もし適時処置ができないと、自潰して臭い膿を出して腫れは引かず、なかなか治癒に向かわない。また胬肉（どにく）が突出し、筋骨損傷の症状がみられるようになる。

3. 蛇腹疔

症状：**指の腹部**に発症し、**指全体**に紅腫疼痛がみられ、指はニンジンのように円柱状に腫れて関節が軽く曲がって伸ばせず、無理に伸ばそうとすると激痛がある。全ての症状が次第に悪化し、7～10日程で膿を形成する。潰れて黄色い粘稠な膿が出ると、痛みや腫れが退いて、2週間ほどで治癒する。もし筋脈を損傷し、癒合が緩慢になると手指の屈伸に影響が出てくる。

4. 托盤疔

症状：初期は**掌全体**が腫脹し、正常な凹凸を失う。**手背**の腫脹はさらに顕著になり、ひどいと腕まで広がり、激痛があり、紅絲疔を併発する。また悪寒・発熱・頭痛・食欲不振・舌苔黄・脈滑数などを伴う。2週間前後で膿が形成されるが、掌の皮膚は堅いため排出しづらく、周囲に蔓延して筋骨を損傷し、屈伸に影響を与えたり、疔瘡走黄を併発することもある。膿が出れば腫れや痛みは退き、全身症状も消失して、さらに7～10日経つと治癒していく。

5. 足底疔

症状：初期は**足底部**の疼痛があり、足が着地できず、触ると堅い。3～5日後には啄痛があり、古い皮が修復していくと白い膿点が見えてくる。重症では腫れが足背まで蔓延し、痛みは脹脛まで響いて歩行困難になる。さらに悪寒・発熱・頭痛・食欲不振・舌苔黄膩・脈滑数を伴う。黄色い粘稠な膿を出すと腫痛は退き、全身症状も消える。

弁証論治

治療は清熱解毒を中心に、下肢に発病した者には清熱利湿を重視する。膿ができた後は速やかに切開排膿に心がける。治癒後は鍛錬して働きを強める。

○ 内治

1. 火毒凝結証（かどくぎょうけつ）

症状：局部の赤み・腫れ・熱感・疼痛・痺れや痒みも兼ねる・寒け・発熱。舌質紅・舌苔黄、脈数。

治法：清熱解毒

方薬：黄連解毒湯（おうれんげどくとう）『肘後備急方』合五味消毒飲（ごみしょうどくいん）『医宗金鑑』

黄連解毒湯：黄連・山梔子各9g、黄芩・黄柏各6g

五味消毒飲：金銀花15g、野菊花・蒲公英・紫花地丁・紫背天葵各6g

参考：銀翹解毒散（ぎんぎょうげどくさん）

金銀花・連翹各4.26g、桔梗・甘草・薄荷各2.56g、淡豆豉・牛蒡子各2.14g、淡竹葉・荊芥各1.70g、羚羊角0.13g

2. 熱勝肉腐証（ねつしょうにくふ）

症状：局部の赤み・腫れが顕著・激痛・痛みは鶏がつつくよう・膿で肉腐を形成・膿が出る

と腫痛は退く・もしうまく膿が排出できないと筋骨を損傷。舌質紅・舌苔黄、脈数。

治法：清熱透膿托毒

方薬：黄連解毒湯（おうれんげどくとう）『肘後備急方』、五味消毒飲（ごみしょうどくいん）『医宗金鑑』加皂角刺・炙穿山甲

黄連解毒湯：黄連・山梔子各9g、黄柏・黄芩各6g

五味消毒飲：金銀花15g、野菊花・蒲公英・紫花地丁・紫背天葵各6g

参考：銀翹解毒散（ぎんぎょうげどくさん）

金銀花・連翹各4.26g、桔梗・甘草・薄荷各2.56g、淡豆豉・牛蒡子各2.14g、淡竹葉・荊芥各1.70g、羚羊角0.13g

3. 湿熱下注証（しつねつげちゅうしょう）

症状：足底部の赤み・腫れ・熱感・疼痛・発熱・寒け・頭痛・食欲不振。舌質紅・舌苔黄膩、脈滑数。

治法：清熱解毒利湿

方薬：五神湯（ごしんとう）『外科真詮』合萆薢滲湿湯（ひかいしんしつとう）『瘍科心得集』

五神湯：金銀花90g、茯苓・車前子・紫花地丁各30g、牛膝15g

萆薢滲湿湯：萆薢・薏苡仁・滑石各30g、赤茯苓・黄柏・牡丹皮・沢瀉各15g、通草6g

○ 外治

1. 初期

金黄膏（きんおうこう）か玉露膏（ぎょくろこう）を外敷。蛇眼疔には10％黄柏溶液湿布もよい。

金黄膏：金黄散1/20＋ワセリン8/10を軟膏にする。

金黄散『医宗金鑑』：大黄・黄柏・姜黄・白芷各2500g、南星・陳皮・蒼朮・厚朴・甘草各1000g、天花粉5000g

玉露膏：玉露散2/10　＋　ワセリン8/10

玉露散（経験方）：根茎を去った芙蓉葉を適量細末にする

2. 潰膿期

膿ができた時は速やかに切開排膿する。

3. 収口期

膿が尽きた場合は生肌散（しょうきさん）・白玉膏（びゃくぎょくこう）を外敷。胬肉（どにく）を修繕後は平胬丹（へいどたん）か枯礬粉（こばんこ）を外敷。骨を損傷し、収口できない者には2～10％黄柏溶液に患部を浸し、毎日1～2回、毎回10～20分行う。死骨がある場合は、七三丹（しちさんたん）で提膿祛腐をはかり、鉗子（かんし）などで死骨を挟み取る。筋脈を受損し、手指が屈伸障害になった場合は、傷口が癒合するのを待って、桂枝・桑枝・紅花・絲瓜絡・伸筋草などの煎じ液で薫洗（くんせん）し、屈伸機能の鍛錬を行う。

生肌散（経験方）：炉甘石15g、滑石30g、滴乳石・血珀各9g、朱砂3g、竜脳0.3g

白玉膏（経験方）：尿浸石膏90％・制炉甘石10％

平胬丹『外科診療学』：烏梅肉・月石各4.5g、軽粉1.5g、竜脳0.9g

七三丹（経験方）：熟石膏3.5g・升丹1.5g

2-3　紅絲疔

定義

紅絲疔（こうしちょう）とは、四肢に発症する糸状の紅斑で迅速に走散に向かう急性感染性疾病である。悪寒・発熱など全身症状を伴い、邪毒が重いと臓腑を内攻し走黄を発症する。

現代医学の急性リンパ炎に相当する。

病因病機

外因は手足部に発症した疔か、**足癬糜爛（そくせんびらん）**か、**皮膚が破損し毒邪が感染**したもので、内因は火毒が凝集し、毒邪が経脈に流れ上に向かって走散して紅絲疔を発症したものである。もし火毒が旺盛だと臓腑を内攻し走黄を発症する。

弁証論治

四肢内側に好発し、手足部疔や皮膚を破損した既往歴がある。

まず疔のできた手足部や、皮膚を破損した箇所に赤み・腫れ・熱感・疼痛が現れ、続けて前腕や脹脛内側に一本か**多数の紅絲**がみられ、迅速に躯幹方向に向かって広がるが上肢では肘や腋で、下肢では膝や股間部で止まる。腋・膝裏・鼠蹊部のリンパ結は腫大して痛みがある。

軽症では紅絲が細く、全身症状はなく、1～2日で治癒する。

重症では紅絲が太めで、発熱・悪寒・頭痛・無気力・舌苔黄・脈数など全身症状も伴う。結塊が1ヵ所に現れ、治癒する前に新たに出てきたり、2～3ヵ所の結塊が連なって大きくなることもある。

病変部位が浅部の場合は皮膚の色はやや紅くなり、深部になると皮膚の色は暗紅で、「紅絲」はみられないが、患部には線状の腫塊や圧痛がみられる。結塊が消えず化膿した場合、腫脹や疼痛が激しい。化膿は病後7～10日程で起こり、潰れた後は収口しやすい。もし2～3ヵ所が連なって化膿した場合は、収口は緩慢になる。

○ 内治

1. 火毒入絡証（かどくにゅうらくしょう）

症状：患肢に細い紅絲・赤み・腫れ・疼痛・全身症状は軽い。舌苔薄黄、脈濡数。

治法：清熱解毒

方薬：五味消毒飲（ごみしょうどくいん）『医宗金鑑』

　五味消毒飲：金銀花15g、野菊花・蒲公英・紫花地丁・紫背天葵各6g

参考：銀翹解毒散（ぎんぎょうげどくさん）

金銀花・連翹各 4.26g、桔梗・甘草・薄荷各 2.56g、淡豆豉・牛蒡子各 2.14g、淡竹葉・荊芥各 1.70g、羚羊角 0.13g

2. 火毒入営証（かどくにゅうえい）

症状：患肢に腫れた紅絲・近端に蔓延・リンパ結腫大・疼痛・寒戦・高熱・頭痛・口渇。舌苔黄膩、脈洪数。

治法：涼血清営・解毒散結

方薬：黄連解毒湯（おうれんげどくとう）『肘後備急方』、犀角地黄湯（さいかくじおうとう）『備急千金要方』

五味消毒飲（ごみしょうどくいん）『医宗金鑑』

黄連解毒湯：黄連・山梔子各 9g、黄芩・黄柏各 6g

犀角地黄湯：生地黄 30g、赤芍・牡丹皮各 9g、犀角 3g

五味消毒飲：金銀花 15g、野菊花・蒲公英・紫花地丁・紫背天葵各 6g

○ 外治

1. 紅絲が細い場合

砭鐮法（へんれんほう）を用い、皮膚局部を消毒後、刀針などで紅絲の走行に沿って途中で寸断し、親指と人差し指でつまんで出血させ、傷口に太乙膏（たいつこう）に紅霊丹（こうれいたん）を混ぜて蓋貼する。

太乙膏『外科正宗』：玄参・白芷・当帰身・肉桂・赤芍・大黄・生地黄・土木鼈各 60g、阿魏 9g・軽粉 12g、柳枝・槐枝各 100 段、血余炭 30g、鉛丹 1200g、乳香 15g、没薬 9g、胡麻油 2500g

紅霊丹（経験方）：朱砂 60g・煅月石 30g、雄黄・乳香・没薬・火硝各 18g、青礞石・竜脳各 9g、麝香 3g

2. 初期

金黄膏（きんおうこう）・玉露散（ぎょくろさん）を外敷、もし結塊に膿ができた場合は切開して排膿後、紅油膏（こうゆこう）を外敷。膿が尽きたら生肌散（しょうきさん）・白玉膏（びゃくぎょくこう）で収口。

金黄膏：金黄散 1/20 ＋ワセリン 8/10 を軟膏にする。

金黄散『医宗金鑑』：大黄・黄柏・姜黄・白芷各 2500g、南星・陳皮・蒼朮・厚朴・甘草各 1000g、天花粉 5000g

玉露散（経験方）：根茎を去った芙蓉葉を適量細末にする。

紅油膏（経験方）：ワセリン 300g・九一丹 30g・東丹 4.5g

生肌散（経験方）：炉甘石 15g・滑石 30g、滴乳石・血珀各 9g、朱砂 3g、竜脳 0.3g

白玉膏（経験方）：尿浸石膏 90％・制炉甘石 10％

2-4　爛疔

定義

爛疔（らんちょう）とは、皮肉の間に発症した腐敗がひどく、病勢が非常に強い急性化膿性疾病のことである。水疔（すいちょう）・卸肉疔（しゃろうちょう）・爛皮疔（らんひちょう）・脱靴疔（だつかちょう）とも呼ばれる。

特徴は、病勢が危険で、灼熱感・腫脹・激痛・腫脹は迅速に蔓延・腐乱しやすい・患部は腐乱して脱落・範囲は広い・**瘡形は匙のように凹形・希薄で臭い膿液流出**などがあり、走黄になりやすく、生命の危機もある。

現代医学の気性壊疽（壊疽性筋膜炎・ガス壊疽）に相当する。

病因病機

皮肉の破損や湿地・沼地・臓物の接触、特殊な毒気に感染、また**湿熱火毒**の内蘊などから皮膚に毒邪が凝集し、気血を阻滞して熱化して肉腐を形成して発症する。もし湿熱火毒が営分に入ると、走黄の重症になりやすい。

弁証論治

発病前、手足に傷があり、泥土や臓物に接触した既往歴がある。潜伏期間は２～３日で足・腕・手背などに多発する。

初期は患部に重だるさや緊縛感がみられ、続けて「張裂けるような」痛み・瘡口部の水腫・光沢感がある・押すと陥没し、戻りが遅い・丹毒のように迅速に蔓延・患部や顔色は暗紅・高熱・寒戦・頭痛・イライラ・嘔吐・顔色蒼白・意識不明・譫語などがみられる。一般的に高熱が一昼夜続いた後、身熱は徐々に下がるが意識は朦朧として、ひどい口渇で飲みたくなる・食欲不振・尿が短く濃い・舌苔黄焦糙・舌質紅絳・脈洪滑数などを伴う。その１～２日後、腫脹や疼痛はさらに激しくなり、皮膚上には多くの暗紅色の液体を含んだ小水疱が現れ、それが素早く固まって大きな水疱を形成し、破れると薄茶色の臭い滲出液が出てくる。瘡口の周囲は紫黒色に変化し、中央には浅黄色の死肌があり、瘡面は帯形に凹む。患部に軽く触れると捻髪音（ねんぱつおん）が聞こえ、ぐっと押すと希薄で気泡の混ざった汚膿水が出てくる。その後腐肉は脱落し、傷口は拡大していく。

もし身熱が退き、患部周囲の水腫が消え、腐肉と正常な肉の境目がはっきりして膿液が希薄から粘稠に変わってきた場合は、以後腐肉を脱落して新生し、瘡面は大きくても収口は難しくないので治癒していく。しかし、高熱が退かず、譫語・黄疸・舌苔黄焦糙・脈細数などがみられる場合は、腐乱や腫脹が蔓延し続けているため、毒邪が正気に勝って走散し、外泄できずに臓腑を内攻するため、これは「走黄」の証候で、命の危険がある。

○ 内治

1. 湿火熾盛証

症状：初期は患部下肢の重みや梗塞感・その後次第に破裂したような痛み・傷口の周辺は紅色・腫脹は光沢がある・押すと凹む・拡大は迅速・1～2日後激しい腫脹・水疱・腐乱・持続的な高熱。舌質紅・舌苔薄白か黄、脈弦数。

治法：清熱瀉火・解毒利湿

方薬：黄連解毒湯『肘後備急方』合萆薢化毒湯『瘍科心得集』

黄連解毒湯：黄連・山梔子各 9g、黄芩・黄柏各 6g

萆薢化毒湯：萆薢・当帰尾・牡丹皮・牛膝・防己・木瓜・薏苡仁・秦艽 各等分

2. 毒入営血証

症状：局部の脹痛・瘡の周囲は光沢のある腫れで盛り上がる・迅速に暗紫色になる・血疱・肌肉糜爛・流血水・膿液希薄・気泡・悪臭・壮熱・頭痛・意識不明・譫語・気促・イライラ・不安感・しゃっくり・嘔吐。舌質紅絳・舌苔薄黄、脈洪滑数。

治法：涼血解毒・清熱利湿

方薬：黄連解毒湯『肘後備急方』、犀角地黄湯『備急千金要方』

黄連解毒湯：黄連・山梔子各 9g、黄芩・黄柏各 6g

犀角地黄湯：生地黄 30g、赤芍・牡丹皮各 9g、犀角 3g

参考：銀翹解毒散

金銀花・連翹各 4.26g、桔梗・甘草・薄荷各 2.56g、淡豆豉・牛蒡子各 2.14g、淡竹葉・荊芥各 1.70g、羚羊角 0.13g

○ 外治

初期は玉露膏を外敷。明確な診断後、すぐに広範囲にわたって色が正常なところまで切開して健康な組織で止め、壊死や変性した組織を切除して異物・破損した骨などを徹底的に取り除く。そこへ大量の過酸化水素水で傷口を洗って完全に開け放ち、過酸化水素水の湿布で覆う。腐肉と正常な部分がはっきりしてきた時に 5～10％蟾酥合剤や五五丹を塗る。腐肉が脱落し、肉色が鮮紅で潤いが出てきたら、生肌散・紅油膏に変更して蓋貼。

玉露膏：玉露散 2/10 ＋ワセリン 8/10

玉露散（経験方）：根茎を去った芙蓉葉を適量細末にする

蟾酥合剤（経験方）：蟾酥（酒化）・雄黄・炭酸銅・緑礬・軽粉・乳香・没薬・枯礬・蝸牛各 3g、麝香・血竭・朱砂・炉甘石・寒水石・硼砂・灯草灰各 1.5g

五五丹（経験方）：熟石膏 2.5g・升丹 2.5g

生肌散（経験方）：炉甘石 15g・滑石 30g、滴乳石・血珀各 9g、朱砂 3g・竜脳 0.3g

紅油膏（経験方）：ワセリン 300g・九一丹 30g・東丹 4.5g

2-5　疫疔

定義

疫疔（えきちょう）とは、家畜の疫毒に感染して発症した急性伝染性疾病である。伝染性があり、疔のような状態のため疫疔と、また瘡形が臍の凹陥のような形のため魚臍疔（ぎょさいちょう）とも呼ばれている。

特徴は頭面・頸部・前腕部など皮膚が露わになった部位に多発し、初期は虫さされのような水疱がすぐに乾燥して凹んだ臍のようになって壊死する。全身症状は顕著で、伝染性・職業性があり、走黄になりやすい。

現代医学の皮膚炭疽に相当する。

病因病機

まず皮膚の損傷があり、その後疫毒に感染し、疫毒が皮膚を阻滞して気血凝滞を起こし、邪毒が蘊結して発症する。もし疫毒が臓腑に内伝すると、走黄を発症する。

弁証論治

牧畜業・屠殺業・制革業などに従事する人に多発する。家畜や皮毛に接触して 1 ～ 2 日後に発症する。頭面部・頸項部・手・腕などに多発し、伝染性がある。

初期は皮膚上に小さく紅い斑丘疹がみられ、痒みが強い。形は蚊や蚤に咬まれた痕のようで、軽微な発熱を伴う。

翌日、丘疹頂部が黄色い液体のつまった水疱に変化し、周辺の腫脹・灼熱感を伴う。3 ～ 4 日目には水疱はすぐに乾燥し、暗紅色か黒色の壊死を形成、壊死組織の周辺には緑色の小水疱の群れが現れ、形は臍のように凹み、まるで牛痘（ぎゅうとう）のようである。同時に局部の腫勢は散漫で、軟らかく根がない。またリンパ結の腫大もみられ、発熱・頭痛・筋骨痠痛（さんつう）・舌苔黄・脈数などを伴う。

10 ～ 14 日後、中央の腐肉と周囲の腫脹が分離を始めるか、少量の膿液を流出し、周囲の腫れも落ち着いて身熱は退いてくれば、これは順証で、腐肉の脱落が緩慢でも 3 ～ 4 週間で治癒する。

もし局部の腫れは継続的に発展し、壮熱・意識不明・痰鳴・喘息・冷え・脈細などを伴う場合は、「走黄」の証候である。

○ **内治**

1. 疫毒蘊結証（えきどくうんけつしょう）

症状：皮膚患部の痒み・蚊に刺された痕のような紅斑・水疱・潰れた後は黒い潰瘍・

瘡面は凹み・形は脂の乗った魚の腹部のよう・腫脹・発熱・骨や関節の痛み・ひどいと壮熱・意識不明など。舌質紅・舌苔黄、脈数。

治法：清熱解毒・和営消腫

方薬：黄連解毒湯『肘後備急方』合仙方活命飲『医宗金鑑』

黄連解毒湯：黄連・山梔子各 9g、黄芩・黄柏各 6g

仙方活命飲：金銀花・陳皮各 9g、貝母・防風・赤芍・当帰尾・甘草節・皀角刺・穿山甲・天花粉・乳香・没薬各 6g、白芷 3g

参考：銀翹解毒散

金銀花・連翹各 4.26g、桔梗・甘草・薄荷各 2.56g、淡豆豉・牛蒡子各 2.14g、淡竹葉・荊芥各 1.70g、羚羊角 0.13g

○ 外治

1. 初・中期

消腫解毒が適しており、玉露膏に蟾酥合剤か升丹を混ぜて外敷。蟾酥合剤か升丹がない場合は、蟾酥丸の粉末を代わりにする。

玉露膏：玉露散 2/10 ＋ワセリン 8/10

玉露散（経験方）：根茎を去った芙蓉葉を適量細末にする。

蟾酥合剤（経験方）：蟾酥（酒化）・雄黄・炭酸銅・緑礬・軽粉・乳香・没薬・枯礬・蝸牛各 3g、麝香・血竭・朱砂・炉甘石・寒水石・硼砂・灯草各 1.5g

升丹『医宗金鑑』：水銀・明礬各 30g、火硝 120g、雄黄・朱砂各 15g、皀礬 18g

蟾酥丸『外科正宗』：蟾酥（酒化）・雄黄各 6g、軽粉 1.5g、麝香・枯礬・寒水石・制乳香・制没薬・炭酸銅・緑礬各 3g、蝸牛 21 個、朱砂 9g

2. 後期

後期で腐肉がまだ脱落していない場合、10％蟾酥合剤か五五丹に変更して外敷。腐脱後、鮮紅の肉色が見えてきたら生肌散や紅油膏に変更する。

五五丹（経験方）：熟石膏 2.5g・升丹 2.5g

生肌散（経験方）：炉甘石 15g・滑石 30g、滴乳石・血珀各 9g、朱砂 3g・竜脳 0.3g

紅油膏（経験方）：ワセリン 300g・九一丹 30g・東丹 4.5g

3　癰

定義

癰とは体表と皮肉の間に発生した急性の化膿性疾病のことである。中医の文献では「**外癰**」「**内癰**」の分類があるが、本章では「外癰」を論じていく。

特徴は、局部の皮膚軟らかく光沢があって**無頭、赤み・腫れ・疼痛**（初期には皮膚の色が変わらない場合もある）があり、結塊の大きさは**6～9㎝、発病は急で腫・膿・潰・斂しやすい**。さらに悪寒・発熱・口渇など全身症状を伴い、一般的に筋骨は損傷せず、内陥はしない。

現代医学の皮膚浅表膿腫、急性化膿性リンパ結炎などに相当する。

病因病機

外感の六淫邪気や皮膚を傷つけて毒邪を感受したり、脂ものや味の濃いものを過食し湿濁を内生したりして、邪毒湿濁が皮膚に阻滞し、営衛不和や気血凝滞、経絡の阻滞や**化火成毒**を引き起こし、癰腫を形成する。

分類

一般的に癰の発病部位は決まっていない。**発病部位の違いにより名称も異なるが、病因病機や弁証論治は基本的に同じである。**頸部に発生するものは頸癰、腋下は腋癰、肘部は肘癰、胯腹部は胯腹癰、委中穴は委中毒、臍部は臍癰と呼ばれている。一般的な共通点以外にもそれぞれの特徴があるため、分類して記述する。また、嚢癰・子癰・肛癰・乳癰などは病因・弁証論治や転帰などが上述の癰と異なるため、それぞれ泌尿男性疾病・肛腸疾病・乳房疾病など各病証に分類される。

1. 頸癰：頸癰とは、頸部両側にみられる急性化膿性疾病である

痰毒・時毒ともいわれる。児童に多くみられ、冬春期に発症しやすい。多くは頸部両側・耳後部・項後部・顎下部などに発症する。発病前に、乳蛾・口疳・齲歯・頭面瘡癤や病変付近の皮膚粘膜の破損などがみられる。初期の結塊は鶏卵のような形をしており、皮膚の色は不変、腫脹・灼熱感・疼痛・活動範囲は大きくない・次第に腫れが広がって硬くなり、熱感や疼痛も悪化・悪寒・発熱・頭痛・項部の強張り・舌苔黄膩・脈滑数などを伴う。もし4～5日経っても熱が退かないと、皮膚の色が次第に紅く盛り上がるほど腫れ、痛みは鶏がつついたように激しい・口渇・便秘・尿赤・舌苔黄膩・脈滑数などを伴い、膿を形成し始める。さらに7～10日経つと結塊を押すと軟らかく波動感があり、内側には膿が出来上がっている。潰れた後は黄か白の粘稠な膿が出て、腫れや痛みも退き、10 ～ 14 日程で癒合していく。

2. 腋癰：腋癰とは、腋部にみられる急性化膿性疾病である

発病前、多くは手や臂部の皮膚にひび割れや破損、瘡瘍などができる。

初期は腋部の腫脹・皮膚色不変・灼熱疼痛・上肢の活動不利・悪寒・発熱・食欲不振・舌苔薄・脈滑数などを伴う。もし痛みが日毎に増し、悪寒・発熱も退かないと膿を形成し始める。10 ～ 14 日程で腫塊の中間部が軟らかくなってきて、皮膚の色は紅く変わって、結塊は波動感が出てくる。潰れると粘稠で濃厚な膿が出て、腫れが退くと痛みも消え、収斂しやすくなる。もし潰れた後も膿が出続け、腫れが退かず、切口や瘡口が小さすぎたり、位置が高過ぎると袋膿となる。このときは、慢性化して難治にならないように傷口を開いて膿を出し切る必要がある。

3. 臍癰：臍癰とは、へそ部にみられる急性化膿性疾病である

発病前、臍孔に湿疹ができたり、臍孔から尿や糞便が排出される。初期は臍部に微かな腫れや痛みが現れ、皮膚の色は紅か白、腫塊は次第に瓜のように大きくなり、鈴のように突出する。根盤は大きく、触ると痛みが顕著である。膿ができると悪寒・発熱など全身症状を伴う。潰れた後、無味無臭の濃厚な膿が出れば収斂しやすい。もし臭い膿が出たり、糞便のような物が混じっていたり、臍の穴から下方に線状の硬結ができている場合は、次第に臍漏（さいろう）を形成し、日が経つと収口しづらくなる。

4. 委中毒：委中毒とは、膝の裏にみられる急性化膿性疾病である

委中とは、足太陽膀胱経に属する経穴の名前で、膝の裏の真ん中に位置する。発病前に、患部側の足に破損や怪我がみられる。初期は委中穴が硬く痛み、皮膚の色は正常か微紅・結塊形成後は患部側脹脛の屈伸不利・行動不利・悪寒・発熱・食欲不振を伴う。もし腫痛が激しくなり、熱が退かないと 2 ～ 3 週間後には膿ができ始める。それが潰れた後 2 週間ほどで瘡口が癒合する。膿ができた後、切口が小さすぎたり、位置が高過ぎたり、潰れた後も膿が出きらなかったりすると瘡口の癒合に影響が出る。瘡口の癒合後、患部がまだ屈伸しづらいものは 2 ～ 3 ヵ月ほどリハビリをすることで正常に回復していく。

弁証論治

治療では、清熱解毒・和営消腫（わえいしょうしゅ）に発病部位によって弁証した用薬を合わせていく。外治は一般的に陽証の瘡瘍治療を行っていく。

○ 内治

1. 火毒凝結証（かどくぎょうけつ）

症状：局部が突然腫脹・光沢があり軟らかく無頭・結塊・皮膚の赤み・熱感・疼痛・日ごとに拡大・腫れは盛り上がり、硬くなる。重症では悪寒・発熱・頭痛・吐き気・口渇を伴う。舌苔黄膩・脈弦滑、洪数。

治法：清熱解毒・行瘀活血

方薬：仙方活命飲（せんほうかつめいいん）『医宗金鑑』

金銀花・陳皮各 9g、貝母・防風・赤芍・当帰尾・甘草節・皂角刺・穿山甲・天花粉・乳香・没薬各 6g、白芷 3g

参考：銀翹解毒散（ぎんぎょうげどくさん）

金銀花・連翹各 4.26g、桔梗・甘草・薄荷各 2.56g、淡豆豉・牛蒡子各 2.14g、淡竹葉・荊芥各 1.70g、羚羊角 0.13g

2. 熱性肉腐証

症状：結塊の赤み、熱感が顕著・腫れが高く盛り上がる・激しく鶏がつつくような痛み・潰れた後は膿が出て腫痛も退く。舌質紅・舌苔黄、脈数。

治法：和営清熱・透膿托毒

方薬：仙方活命飲（せんほうかつめいいん）『医宗金鑑』合五味消毒飲（ごみしょうどくいん）『医宗金鑑』

五味消毒飲：金銀花 15g、野菊花・蒲公英・紫花地丁・紫背天葵各 6g

仙方活命飲：金銀花・陳皮各 9g、貝母・防風・赤芍・当帰尾・甘草節・皂角刺・穿山甲・天花粉・乳香・没薬各 6g、白芷 3g

参考：銀翹解毒散（ぎんぎょうげどくさん）

金銀花・連翹各 4.26g、桔梗・甘草・薄荷各 2.56g、淡豆豉・牛蒡子各 2.14g、淡竹葉・荊芥各 1.70g、羚羊角 0.13g

3. 気血両虚証（きけつりょうきょ）

症状：膿が希薄・瘡面の新肉が再生しづらい・色は不鮮明で淡紅か暗紅・癒合が緩慢・顔色に艶がない・疲れ・食欲不振。舌質淡・胖大・舌苔少、脈沈細無力。

治法：益気養血・托毒生肌

方薬：托裏消毒散（たくりしょうどくさん）『医宗金鑑』

人参・川芎・白芍・黄耆・当帰・白朮・茯苓・金銀花各 3g、白芷・甘草・皂角刺・桔梗各 1.5g

参考：十全大補湯（じゅうぜんだいほとう）

人参・黄耆各 2.5-3g、白朮・茯苓・当帰各 3-4g、芍薬 3g、地黄 3-4g、川芎・桂皮各 3g、甘草 1-2g（※厚生労働省 一般用漢方製剤承認基準による）

○ 外治

1. 初期

金黄膏か金黄散を水で溶いて糊状にして外敷。

熱が旺盛な場合は、玉露膏か玉露散を外敷するか、太乙膏を外敷し、紅霊丹か陽毒内消散を塗る。

金黄膏：金黄散 1/20 ＋ワセリン 8/10 を軟膏にする。

金黄散『医宗金鑑』：大黄・黄柏・姜黄・白芷各 2500g、南星・陳皮・蒼朮・厚朴・甘草各 1000g、天花粉 5000g

玉露膏：玉露散 2/10 ＋ワセリン 8/10

玉露散（経験方）：根茎を去った芙蓉葉を適量細末にする。

太乙膏『外科正宗』：玄参・白芷・当帰身・肉桂・赤芍・大黄・生地黄・土木鼈各 60g、阿魏 9g、軽粉 12g、柳枝・槐枝各 100 段、血余炭 30g、鉛丹 1200g、乳香 15g、没薬 9g、胡麻油 2500g

紅霊丹（経験方）：朱砂 60g、煅月石 30g、雄黄・乳香・没薬・火硝各 18g、青礞石・竜脳各 9g、麝香 3g

陽毒内消散『薬蘞啓秘』：麝香・竜脳・青黛各 6g、白芨・胆南星・姜黄・穿山甲・樟脳・炭酸銅各 12g、軽粉・明礬・阿魏各 9g

2. 膿ができた場合

切開して膿を出す。

3. 潰れた後

まず八二丹を瘡口に挿入し、3～5日後に九一丹に変更し、金黄膏か玉露膏を塗る。

腫れが8～9割退いたときは紅油膏を塗る。

膿腐が尽きて透明で浅色の粘液が出た時は生肌散・太乙膏・生肌白玉膏・生肌玉紅膏に変更する。

八二丹（経験方）：煅石膏 4g・升丹 1g

九一丹『医宗金鑑』：熟石膏 4.5g、升丹 0.5g

紅油膏（経験方）：ワセリン 300g・九一丹 30g・東丹 4.5g

生肌散（経験方）：炉甘石 15g、滑石 30g、滴乳石・血珀各 9g、朱砂 3g、竜脳 0.3g

生肌白玉膏（経験方）：尿に浸した石膏 90％・炉甘石 10％

生肌玉紅膏『外科正宗』：当帰 60g、白芷 15g、白蠟 60g、軽粉 12g、甘草 36g、紫草 6g、血竭 12g、胡麻油 500g

4. 袋膿がある場合

綿で圧迫して押える。無効であれば瘡口を切開して引流する。

4　丹毒

定義

丹毒(たんどく)とは、皮膚局部が突然真っ赤になる急性感染性疾病である。本病は、発病部位によって名称も異なる。躯幹部に発症したものを内発丹毒(ないはつたんどく)、頭面部に発症したものを抱頭火丹(ほうとうかたん)、下腿・足に発症したものは流火(りゅうか)、新生児の臀部に発症したものは赤游丹毒(せきゆうたんどく)と呼んでいる。

特徴は、**発病は突然で悪寒・発熱・皮膚局部の突然の発赤・その色は赤い色を塗ったよう・灼熱感・腫脹・境界がはっきりしている・素早く拡大していく**。数日のうちに治癒・再発しやすい、などがある。現代医学でも丹毒と呼ばれている。

病因病機

もともと血分に熱があるか、皮膚が破損したところ（鼻腔粘膜・耳道皮膚・頭皮などの破損・脚湿気(きゃくしっけ)の糜爛・毒虫咬傷・床ずれなど）に**湿熱火毒**の邪気が侵入し、皮膚に鬱滞して発症する。

本病は**血熱火毒**により発病する。頭面部の発病は風熱邪、胸・腹・腰・股間部の発病は**肝脾鬱火(かんぴうつか)**、下肢の発病では湿熱、新生児の発病では**胎熱火毒(たいねつかどく)**を挟むことが多い。

現代医学では溶血性連鎖球菌（溶連菌）が皮膚や粘膜の細微な破損から皮膚内のリンパ管内に侵入し引き起こした急性炎症と考えている。

弁証論治

多くは下腿・顔面部に発症する。発病前には皮膚や粘膜を破損した病歴がある。発病は急激で、初期は悪寒・発熱・頭痛・食欲不振・便秘・尿赤・舌質紅・舌苔薄白か薄黄・脈洪数などの全身症状を伴うことが多い。続けて皮膚局部に小さな紅斑が次第に蔓延して大きな紅斑片を形成する。境界ははっきりして皮膚表面はわずかに盛りあがり、押すと皮膚の赤みは消えるが、手を離すとすぐに赤みが戻る。熱毒熾盛(ねつどくしせい)で紫斑がみられるときは、押しても色は消えない。患部は腫脹し、表面は光沢がある。なでると熱感があり、触ると痛みが顕著である。一般的に予後は良好で、5～6日で治癒していく。皮膚は鮮紅から暗紅、橙色へと変化していき、落屑して治癒する。

病状が悪化すると、紅腫は紫癜(しでん)・瘀点・瘀斑・水疱・血疱や化膿、皮膚壊死を伴うこともある。また消退と進展を繰り返したり、絶えず数週間も繰り返して治癒しなかったりすることもある。

本病の紅斑が四肢や頭面部から胸腹に向かって広がってきた場合は逆証である。また新生児や年配者、虚弱体質の者がもし火毒熾盛で毒邪が内攻しやすい場合、壮熱・煩躁・意識不明・譫語・吐き気・嘔吐などの全身症状が現れ、ひどいと生命の危機に瀕することもある。

○ 内治

1. 風熱毒蘊証（ふうねつどくうん）

症状：頭面部に発症・皮膚の赤み・熱感・腫脹・疼痛・ひどいと水疱・眼瞼腫脹・悪寒・発熱・頭痛。舌質紅・舌苔薄黄、脈浮数。

治法：疏風清熱解毒

方薬：普済消毒飲（ふさいしょうどくいん）『東垣試効方』

黄芩・黄連各 15g、陳皮・玄参・生甘草・柴胡・桔梗各 6g、連翹・牛蒡子・板藍根・馬勃・薄荷各 3g、白僵蚕・升麻各 2.1g

参考：銀翹解毒散（ぎんぎょうげどくさん）

金銀花・連翹各 4.26g、桔梗・甘草・薄荷各 2.56g、淡豆豉・牛蒡子各 2.14g、淡竹葉・荊芥各 1.70g、羚羊角 0.13g

2. 肝脾湿火証（かんぴしつか）

症状：胸・腹・腰・股間部に発症・皮膚の紅腫が蔓延・なでると熱感・腫脹・疼痛・口渇・口苦。舌質紅・舌苔黄膩、脈弦滑数。

治法：清肝瀉火利湿

方薬：柴胡清肝湯（さいこせいかんとう）『医宗金鑑』、竜胆瀉肝湯（りゅうたんしゃかんとう）『蘭室秘蔵』、化斑解毒湯（かはんげどくとう）『医宗金鑑』

柴胡清肝湯：川芎・当帰・白芍・生地黄・柴胡・黄芩・山梔子・天花粉・防風・牛蒡子・連翹・甘草各 3g

竜胆瀉肝湯：竜胆草・黄芩・山梔子・沢瀉各 3g、木通・車前子・当帰・生地黄・柴胡・甘草各 1.5g

化斑解毒湯：生石膏・玄参各 25g、連翹・凌霄花・生甘草各 15g、知母・黄連各 10g、生地黄 20g

3. 湿熱毒蘊証（しつねつどくうん）

症状：下腿に発症・局部の赤み・腫れ・灼熱感・疼痛・水疱・紫斑・ひどいと結毒化膿・皮膚壊死・繰り返し発症・大脚風を形成・発熱・食欲不振。舌質紅・舌苔黄膩、脈滑数。

治法：利湿清熱解毒

方薬：五神湯（ごしんとう）『外科真詮』合萆薢滲湿湯（ひかいしんしつとう）『瘍科心得集』

五神湯：金銀花 90g、茯苓・車前子・紫花地丁各 30g、牛膝 15g

萆薢滲湿湯：萆薢・薏苡仁・滑石各 30g、赤茯苓・黄柏・牡丹皮・沢瀉各 15g、通草 6g

4. 胎火蘊毒証（たいかうんどく）

症状：新生児の臀部に発症・局部の赤み・腫れ・熱感・遊走性がある・壮熱・煩躁・

意識不明・譫語・吐き気・嘔吐。

治法：涼血清熱解毒

方薬：黄連解毒湯『肘後備急方』合犀角地黄湯『備急千金要方』

黄連解毒湯：黄連・山梔子各 9g、黄芩・黄柏各 6g

犀角地黄湯：生地黄 30g、赤芍・牡丹皮各 9g、犀角 3g

○ 外治

1. 外敷法

玉露散か金黄散を、冷たい水か鮮糸瓜葉（へちま葉）を砕いた汁か金銀花露で調合し外敷する。または鮮荷葉・鮮蒲公英・鮮地丁全葉・鮮馬歯莧・鮮冬青樹葉などを砕いて湿布にする。乾いたら交換するか、時々冷水で湿らせる。

玉露散（経験方）：芙蓉葉の茎を去り細末にする。

金黄散『医宗金鑑』：大黄・黄柏・姜黄・白芷各 2500g、胆南星・陳皮・蒼朮・厚朴・甘草各 1000g、天花粉 5000g

2. 砭鐮法

患部を消毒後、七星針か三稜針で患部皮膚を叩いて放血泄毒させる治療法。

この方法は下肢の再発性丹毒にのみ用い、赤游丹毒・抱頭火丹には禁忌である。

3. 流火結毒で膿がある場合

壊死した部位を小さく切開し引流した後、九一丹を塗り、その上に紅油膏を外敷する。

九一丹『医宗金鑑』：熟石膏 4.5g・升丹 0.5g

紅油膏（経験方）：ワセリン 300g・九一丹 30g・東丹（広丹）4.5g

5　瘰癧

定義

瘰癧とは、頸部に発症する慢性化膿性疾病の一種である。多くの結核が数珠のように連なる様子から瘰癧、別名を「癧子頸」・「老鼠瘡」と名付けられている。

現代医学の頸部リンパ節結核に相当する。

病因病機

七情の失調から**肝気鬱結**となり、気鬱は脾を傷め、脾が健運作用を失調して痰湿を内生し、頸項部に結して発症する。または痰濁が長引いて熱化しするか、**肝鬱化火**で腎陰を消耗し、熱性肉腐を形成して膿を成し、膿が出続け気血を消耗して慢性化すると難治となる。あるいはもともと肺腎陰虚の体質だと**陰虚火旺**になりやすく、肺が津液を輸布できずに痰となり、痰火が凝結して発症する。

弁証論治

多くは児童や青年期に発症しやすく、頸部の片側か両側、または咽喉下、缺盆、腋部にまで広がり、病気の進展は緩慢である。発病前には虚癆の既往歴がある。

本病は治癒後も虚弱体質や過労で再発しやすく、特に産後に発症しやすい。結核が数年間潰れず、また増えておらず、押して動くものは軽症である。もし結核の数が多く、硬く動かないで、いくつか固まってしまうものは重症である。臨床でも結核がいくつかあり、押すと移動するもの、液化して膿になるもの、潰れて漏になるものなどいくつかの種類が同時に出現することがある。

○ 内治

1. 気滞痰凝証

症状：瘰癧初期・腫塊が堅実・全身症状は顕著ではない。舌苔黄膩、脈弦滑。

治法：疏肝理気・化痰散結

方薬：開鬱散『外科秘録』

白芍 15g、白芥子・香附子・天葵草・白朮・茯苓各 9g、当帰・鬱金各 6g、柴胡 3g、炙甘草 2.4g、全蠍 3 個

2. 陰虚火旺証

症状：腫塊が次第に増大・皮と腫核が結び付く・皮膚の色は暗紅・午後潮熱・夜間盗汗。舌質紅・舌苔少、脈細数。

治法：滋陰降火

方薬：六味地黄丸『小児薬証直訣』合清骨散『証治準縄』

六味地黄丸：熟地黄 24g、山茱萸・山薬各 12g、沢瀉・牡丹皮・茯苓各 9g

清骨散：銀柴胡 5g、胡黄連・秦艽・鼈甲・地骨皮・青蒿・知母各 3g、甘草 2g

3. 気血両虚証

症状：瘡口から希薄な膿に古綿のような物が混ざる・痩せ・精神疲労・顔色に艶がない。舌質淡嫩・舌苔薄、脈細。

治法：益気養血

方薬：香貝養栄湯『医宗金鑑』

白朮 6g、人参・茯苓・陳皮・熟地黄・川芎・当帰・貝母・香附子・白芍各 3g、桔梗・甘草各 1.5g

参考：十全大補湯

人参・黄耆各 2.5-3g、白朮・茯苓・当帰各 3-4g、芍薬 3g、地黄 3-4g、川芎・桂皮各 3g、甘草 1-2g（※厚生労働省 一般用漢方製剤承認基準による）

○ 外治

1. 初期

局部の腫塊部に衝和膏か陽和解凝膏に黒退消を混ぜたものを外敷する。5 ～ 7 日に 1 回交換。

衝和膏『外科正宗』：紫荊皮 150g・独活 90g・赤芍 60g・白芷 30g・石菖蒲 45g を細末にする。

陽和解凝膏『外科証治全生集』：新鮮な牛蒡の子根葉梗 1500g、新鮮な透骨草・川芎各 120g、附子・桂枝・大黄・当帰・川烏・肉桂・草烏・地竜・白僵蚕・赤芍・白芷・白蘞・白芨・乳香・没薬各 60g、続断・防風・荊芥・五霊脂・木香・香櫞・陳皮各 30g、蘇合油 120g、麝香 30g、菜種油 5000g

黒退消（経験方）：生川烏・生草烏・生南星・生半夏・生磁石・丁香・肉桂・乳香・没薬各 15g、制甘松・硇砂各 9g、竜脳・麝香各 6g

2. 中期

衝和膏を外敷するが、膿が未成熟な場合は千捶膏に変更する。膿が熟したら切開して排膿し、傷口を大きく開くか十字形に切って、充分に引流する。

千捶膏（経験方）：唐胡麻 150g、松香粉 300g、軽粉 30g、鉛丹・銀朱各 60g、茶油 48g

3. 後期

すでに潰れた者にはまず五五丹か七三丹を選び、次に八二丹で引流するか、脱脂綿に薬をつけて瘡口に入れて、紅油膏か衝和膏を外敷する。

鮮紅の肉芽が出て膿腐が尽きた者には生肌散、白玉膏に改める。

傷口の肉芽が突出している場合はまず千金散を用い、傷口が落ち着いたら生肌散、白玉膏に改める。

例えば空腔や竇道があるときは千金散を用いるか手術治療を行う。

五五丹（経験方）：熟石膏 2.5g・升丹 2.5g
七三丹（経験方）：熟石膏 3.5g・升丹 1.5g
八二丹（経験方）：煅石膏 4g・升丹 1g
生肌散（経験方）：炉甘石 15g、滑石 30g、滴乳石・血珀各 9g、朱砂 3g、竜脳 0.3g
白玉膏（経験方）：尿浸石膏 90%・制炉甘石 10%
千金散（経験方）：制乳香・制没薬・軽粉・朱砂・赤石脂・五倍子・煅雄黄・酢制蛇含石各 15g、砒霜 6g

6　褥瘡（床ずれ）

定義

褥瘡とは、長期間臥せて起きられない患者が、身体の重みと摩擦で起こした皮膚の潰爛のことである。席瘡・床ずれともいわれる。半身不随・下肢麻痺・長患い・重病患者・長期の昏睡患者で特に消渇病を併発している者に多い。

特徴は**重圧や摩擦のある部位に発症**し、尾骶骨部・腰骨部・踵部・後背部などに多くみられる。軽症では治療や看護を通して治癒するが、重症では局部が潰爛し、膿が出て長期間治癒できない。

病因病機

内因は**長期間臥せている**ために気を傷め、気虚で血行不暢を起こしたためで、外因は躯体の一部が連続して長期的に圧迫や摩擦を受け、**気虚血瘀**を起こし、皮膚の一部が営養を失い、皮肉が壊死するために起こる。

弁証論治

初期の症状は、圧迫された部位の皮膚の色が暗紅から次第に暗紫になり、そこから黒く壊死していく。痛みはあったりなかったりで、皮膚の壊死した部分とその周辺ははっきりと境界が分かれており、腫勢は平坦で散漫している。

続けて壊死した皮膚と正常な皮膚の境目が次第に液化潰爛して臭い膿液を出し、腐乱した傷口の四方に向けて壊死が拡大していく。壊死した皮膚が脱落後、大きめの潰瘍面を形成し、筋膜・肌層・骨膜などに進行していく。

もし瘡面も腐乱組織が次第に脱落し、新たな肉芽が現れ、周囲の皮膚の成長も速いものは、治癒していく。しかし、腐乱の蔓延が止まらず、潰瘍面が日毎に拡大し、周囲の腫勢も継続的に進行していき、潰瘍面に灰緑色の臭く希薄な膿や粉の混ざった汚水が出たり、身体が次第に痩せ衰えていく者は難治で、ひどいと膿毒が臓腑に影響を与えて重症となり、予後も良くない。

○ 内治

1. 気滞血瘀証

症状：局部の皮膚に褐色の紅斑・続けて紫暗の紅腫・破損。舌苔薄、脈弦。

治法：理気活血

方薬：血府逐瘀湯『医林改錯』

桃仁 12g、生地黄・当帰・牛膝・紅花各 9g、枳殻・赤芍各 6g、

川芎・桔梗各 5g、柴胡・炙甘草各 3g

2. 蘊毒腐潰証（うんどくふかい）

症状：褥瘡潰爛・腐肉や膿が多い・悪臭・重症では潰爛が筋骨におよび、周囲に広がる・発熱か微熱・口苦・口渇・精神萎靡（いび）・食べたくない。舌質紅・舌苔少、脈細数。

治法：益気養陰・理湿托毒

方薬：生脈散（しょうみゃくさん）『内外傷弁惑論』、透膿散（とうのうさん）『外科正宗』合萆薢滲湿湯（ひしかいんしつとう）『瘍科心得集』

生脈散：人参 9g・麦門冬 15g・五味子 6g

透膿散：黄耆 12g・穿山甲 3g・川芎 9g・当帰 6g・皂角刺 4.5g

萆薢滲湿湯：萆薢・薏苡仁・滑石各 30g、赤茯苓・黄柏・牡丹皮・沢瀉各 15g、通草 6g

3. 気血両虚証（きけつりょうきょ）

症状：瘡面の腐肉が離脱できない・あるいは離脱したが、新たな皮膚の色が淡で癒合が緩慢・顔色艶なし・疲れ・食欲不振。舌質淡・舌苔少、脈沈細無力。

治法：気血双補・托毒生肌

方薬：托裏消毒散（たくりしょうどくさん）『医宗金鑑』

人参・川芎・白芍・黄耆・当帰・白朮・茯苓・金銀花各 3g、

白芷・甘草・皂角刺・桔梗各 1.5g

参考：十全大補湯（じゅうぜんだいほとう）

人参・黄耆各 2.5-3g、白朮・茯苓・当帰各 3-4g、芍薬 3g、地黄 3-4g、

川芎・桂皮各 3g、甘草 1-2g（※厚生労働省 一般用漢方製剤承認基準による）

○ 外治

1. 長期で臥せている患者の場合

圧迫されている皮膚の部位の清潔を保ち、乾燥させて、定期的に寝返りを打たせるようにする。

2. 潰爛後

できるだけ壊死した組織を離脱させ、腐乱した場所に九一丹（くいちたん）か紅油膏（こうゆこう）の湿布を外敷する。

九一丹『医宗金鑑』：熟石膏 4.5g・升丹 0.5g

紅油膏（経験方）：ワセリン 300g・九一丹 30g・東丹（広丹）4.5g

3. 瘡口の膿腐を洗浄した後

生肌散（しょうきさん）・生肌玉紅膏（しょうきぎょくこうこう）に換える。

生肌散（経験方）：炉甘石 15g、滑石 30g、滴乳石・血珀各 9g、朱砂 3g、竜脳 0.3g

生肌玉紅膏『外科正宗』：当帰 60g・白芷 15g・白蠟 60g・軽粉 12g・甘草 36g・紫草 6g・血竭 12g・胡麻油 500g

第２章のポイント

■癤

1. 定義

2. 病因病機

3. 弁証論治

○内治

1）熱毒蘊結証：治法：清熱解毒　方薬：黄連解毒湯合五味消毒飲

2）暑熱浸淫証：治法：清暑化湿解毒　方薬：清暑湯

3）体虚毒恋・陰虚内熱証：治法：養陰清熱解毒
方薬：仙方活命飲合増液湯

4）体虚毒恋・脾胃虚弱証：治法：健脾和胃・清化湿熱
方薬：参苓白朮散合五神湯

■疔

■顔面部疔瘡

1. 定義

2. 病因病機

3. 弁証論治

1）熱毒蘊結証：治法：清熱解毒　方剤：黄連解毒湯合五味消毒飲

2）火毒熾盛証：治法：涼血清熱解毒
方薬：黄連解毒湯／犀角地黄湯／五味消毒飲

■手足部疔瘡

1. 定義

2. 病因病機

3. 臨床表現

1. 蛇眼疔　2. 蛇頭疔　3. 蛇腹疔　4. 托盤疔　5. 足底疔

4. 弁証論治

○内治

1）火毒凝結証　治法：清熱解毒　方薬：黄連解毒湯／五味消毒飲

2）熱勝肉腐証　治法：清熱透膿托毒　方薬：黄連解毒湯／五味消毒飲

3）湿熱下注証　治法：清熱解毒利湿　方薬：五神湯合萆薢滲湿湯

■紅絲疔

1. 定義

2. 病因病機

3. 弁証論治

○内治

1）火毒入絡証　治法：清熱解毒　方薬：五味消毒飲

2）火毒入営証　治法：涼血清営・解毒散結
　　　　　　　方薬：黄連解毒湯／犀角地黄湯／五味消毒飲

■爛疔

1. 定義

2. 病因病機

3. 弁証論治

○内治

1）湿火熾盛証　治法：清熱瀉火・解毒利湿
　　　　　　　方薬：黄連解毒湯合萆薢化毒湯

2）毒入営血証　治法：涼血解毒・清熱利湿
　　　　　　　方薬：黄連解毒湯／犀角地黄湯

■疫疔

1. 定義

2. 病因病機

3. 弁証論治

○内治

1）疫毒蘊結証　治法：清熱解毒・和営消腫
　　　　　　　方薬：黄連解毒湯合仙方活命飲

■癰

1. 定義

2. 病因病機

3. 分類

1. 頸癰　2. 腋癰　3. 臍癰　4. 委中毒

4. 弁証論治

○内治

1）火毒凝結証　治法：清熱解毒・行瘀活血　方薬：仙方活命飲

2）熱性肉腐証　治法：和営清熱・透膿托毒
　　　　　　　方薬：仙方活命飲合五味消毒飲

3）気血両虚証　治法：益気養血・托毒生肌　方薬：托裏消毒散

■丹毒

1. 定義

2. 病因病機

3. 弁証論治

○内治

1）風熱毒蘊証　治法：疏風清熱解毒　方薬：普済消毒飲

2）肝脾湿火証　治法：清肝瀉火利湿

方薬：柴胡清肝湯／竜胆瀉肝湯／化斑解毒湯

3）湿熱毒蘊証　治法：利湿清熱解毒　方薬：五神湯合萆薢滲湿湯

4）胎火蘊毒証　治法：涼血清熱解毒　方薬：黄連解毒湯合犀角地黄湯

■瘰癧

1. 定義

2. 病因病機

3. 弁証論治

〇内治

1）気滞痰凝証　治法：疏肝理気・化痰散結　方薬：開鬱散

2）陰虚火旺証　治法：滋陰降火　方薬：六味地黄丸合清骨散

3）気血両虚証　治法：益気養血　方薬：香貝養栄湯

■褥瘡

1. 定義

2. 病因病機

3. 弁証論治

〇内治

1）気滞血瘀証　治法：理気活血　方薬：血府逐瘀湯

2）蘊毒腐潰証　治法：益気養陰・理湿托毒

方薬：生脈散／透膿散合萆薢滲湿湯

3）気血両虚証　治法：気血双補・托毒生肌　方薬：托裏消毒散

第3章

乳房疾病 ～4病証

●乳房の部位で発生する病気を乳房疾病といい、男女ともに発病することがあるが、女性のほうが発病率が高い。

1　乳癰

定義

乳癰とは熱毒が乳房に侵入した急性化膿性疾病のことである。産後に授乳している女性、特に初産の方に多くみられる。哺乳期に発症したものを**外吹乳癰**、妊娠期に発症したものを**内吹乳癰**、哺乳期でも妊娠期でもない時期に発症したものを**不乳児乳癰**とも呼び、中では外吹乳癰が最も多い。

症状の特徴は、乳房局部の結塊・紅く腫れて熱や痛みを持つ・悪寒・発熱などの全身症状を伴うなどがある。

現代医学の急性化膿性乳腺炎に相当する。

病因病機

現代医学では本病の原因として、産後に抵抗力が低下したため乳頭が破損し、乳汁が鬱滞して、細菌がリンパ管や乳管から乳房に侵入し、感染して発症する。致病原因となる病原菌には、黄色ブドウ球菌・白色ブドウ球菌・大腸桿菌などがある。

1. 乳汁鬱積

乳汁鬱積は最も常見の原因である。初産の女性の乳頭の破損・乳頭の畸形・陥没などが原因で、充分に授乳できない。または授乳方法が誤っていたり、乳汁が多いのに子供が飲む量が少なかったり、断乳が不適当だったりすると乳汁が鬱積し乳絡に結塊が阻塞し、熱化して膿を形成すると発症する。

2. 肝鬱胃熱

情志の不暢により肝気鬱結となり疏泄作用を失調したり、産後の飲食不節で脾胃の運化作用が失調し陽明経に胃熱が壅滞したりすると、乳絡が閉阻して、さらに熱化すると乳癰を形成する。

3. 感受外邪

産後に身体が虚弱になって汗をかいたり、胸を露わにして授乳するため外感風邪を感受したり、嬰児の口に含まれる乳や唾、口中の熱毒が乳孔から侵入したりすると乳絡が鬱滞して不通となり熱化して癰を形成する。

弁証論治

多くは産後３～４週間の授乳期の女性に多くみられる。

初　期：乳頭の破損があり、哺乳時に乳頭の刺痛・乳汁の排泄不暢や結塊・乳房局部の腫脹疼痛・皮膚の色は紅くないか微紅・皮膚に熱感はない・全身の不快感・悪寒・発熱・食欲不振・脈滑数

成膿期：乳部の腫塊が次第に増大・局部の疼痛悪化・鶏が啄ばむような痛み・皮膚は紅く熱感がある・患部側の腋下のリンパ節が腫大、疼痛・時に膿液が乳竅から流出・全身症状の悪化・壮熱が退かない・口渇で飲みたい・尿が短く濃い・舌質紅・舌苔黄膩・脈洪数

潰破後：膿腫の成熟があり膿が流出するか、あるいは切開手術で排膿を行う。もし膿が出て通暢となれば腫痛軽減・悪寒や発熱の軽減・瘡口の癒合、もし膿が出ても不通だと腫痛は消えない・身熱も退かない・口渇で飲みたい・袋膿の形成・膿液が他の乳絡に影響し、乳癰を形成する。または潰破後、乳汁が瘡口から溢れ、長期間治癒しないと乳漏を形成する。また抗生剤や寒涼性の中薬を多量に使用すると腫塊の消散は緩慢になり、硬い腫塊となってなかなか治癒しなくなる。

乳癰の治療には消法が最も優れ、鬱滞している者には通法を、成膿している者には排膿法を加えることが鍵となる。膿毒敗血症を併発している場合は至急、中西医結合総合療法を採用するとよい。

○ 内治

1. 気滞熱壅証

症状：乳汁の鬱積結塊・患部の皮膚の色は変わらないか微紅・腫脹疼痛。悪寒・発熱・全身のだるさ・口渇・便秘を伴う。舌苔薄、脈数。

治法：疏肝清胃・通乳消腫

方薬：瓜蔞牛蒡湯『医宗金鑑』

瓜蔞仁 12-15g、牛蒡子・天花粉・黄芩・山梔子・金銀花・連翹・皂角刺各 9-12g、青皮・陳皮・柴胡・生甘草各 3-6g

参考：銀翹解毒散

金銀花・連翹各 4.26g、桔梗・甘草・薄荷各 2.56g、淡豆豉・牛蒡子各 2.14g、淡竹葉・荊芥各 1.70g、羚羊角 0.13g

2. 熱毒熾盛証

症状：乳房の腫れと激痛・患部皮膚の赤み、灼熱感・腫塊は軟らかい・応指感・潰破後膿が出ても不暢・紅腫熱痛や身熱が退かない・伝囊乳癰の形成。舌質紅・舌苔黄膩、脈洪数。

治法：清熱解毒・托裏透膿

方薬：透膿散『外科正宗』

黄耆 12g・穿山甲 3g・川芎 9g・当帰 6g・皂角 4.5g

3. 正虚毒恋証（せいきょどくれん）

症状：潰破後乳房の腫痛は軽減・瘡口の膿水は変わらない・膿汁は希薄・瘡口の癒合が緩慢・あるいは乳漏を形成・全身の脱力感・顔色に艶がない・微熱が退かない・食欲不振。舌質淡・舌苔薄、脈弱無力。

治法：益気和営托毒

方薬：托裏消毒散（たくりしょうどくさん）『医宗金鑑』

人参・川芎・白芍・黄耆・当帰・白朮・茯苓・金銀花各 3g、白芷・甘草・皂角刺・桔梗各 1.5g

参考：十全大補湯（じゅうぜんだいほとう）

人参・黄耆各 2.5-3g、白朮・茯苓・当帰各 3-4g、芍薬 3g、地黄 3-4g、川芎・桂皮各 3g、甘草 1-2g（※厚生労働省　一般用漢方製剤承認基準による）

○ 外治

1. 初期

乳汁の鬱滞・乳房腫痛・乳房結塊などの場合は、熱したタオルで温めて乳房を按摩し、疏通乳絡をはかる。まず乳頭を数回軽くつまみ、その後乳房の周囲を乳頭に向けて四方から軟らかく按摩すると、次第に鬱滞している乳汁が押し出される。または金黄散（きんおうさん）や玉露散（ぎょくろさん）を外敷するのもよい。あるいは新鮮な菊花葉・蒲公英・棘を取った仙人掌をすりつぶしたものを外敷する。六神丸（ろくしんがん）を細末にしてワセリンと合わせて塗りこんだり、50％芒硝溶液の湿布も効果がある。

金黄散『医宗金鑑』：大黄・黄柏・姜黄・白芷各 2500g、
胆南星・陳皮・蒼朮・厚朴・甘草各 1000g、天花粉 5000g

玉露散（経験方）：芙蓉葉の茎を去り細末にする。

六神丸『湯頭歌訣詳解』：蟾酥・雄黄各 6g、牛黄・朱砂・麝香・珍珠粉各 4.5g

2. 成膿期

膿腫を形成した時、波動感や圧痛が顕著な場合、切開して排膿する。

3. 潰破後

切開して排膿後、八二丹（はちにたん）や**九一丹**（くいちたん）で提膿抜毒し、薬線を切口内に引流し、周囲に金黄膏を外敷する。膿が黄色く粘稠な場合は、生肌散（しょうきさん）に換えて傷口を収める。袋膿がある場合は膿腔下方に綿をあてがい、膿液が貯留しないよう心がける。乳汁が瘡口より溢れ出る場合は、患部側に綿をきつくあてがい、癒合を促す。伝嚢乳癰が形成された場合は、瘡口の片側に綿をあてがい、効果がなければ切開する。乳房部に湾曲した空洞ができた場合、七三丹（しちさんたん）薬を空洞の腐食管壁に挿入し、膿をきれいにした後、生肌散や紅油膏（こうゆこう）で癒合を促す。

八二丹（経験方）：煅石膏 4g・升丹 1g を細末にする。

九一丹『医宗金鑑』：熟石膏 4.5g・升丹 0.5g を細末にする。

生肌散（経験方）：炉甘石 15g・滴乳石 9g・滑石 30g・血珀 9g・朱砂 3g・竜脳 0.3g

七三丹（経験方）：熟石膏 7g・升丹 3g

紅油膏（経験方）：ワセリン 300g・九一丹 30g・東丹 4.5g

2 乳癖

定義

乳癖（にゅうへき）とは、乳腺組織にできた非炎症性・非腫瘤性で良性の増生性疾病のことである。その**特徴は片側か両側の乳房の疼痛・腫塊が、月経周期や情志変化によって影響が出ることである。**本病は 24 ～ 45 歳の女性に多く、全乳房疾病の 75％程度を占める。研究によると、本病は癌に進展する危険性もあり、特に乳癌の家系には注意が必要である。

現代医学の乳腺増生症は本病の範疇になる。

病因病機

1. 情志の不遂で鬱怒によって肝を傷め、肝の気機が鬱滞して気血が乳絡に凝滞する。あるいは思慮しすぎで脾を傷め、脾の健運作用が失調して痰湿が内生し、気滞・痰凝・瘀血が結集して腫塊を形成する。

2. 衝脈・任脈の失調から気血を瘀滞させるか、陽虚によって痰湿が内結することで、経脈を阻塞し、乳房の結塊・疼痛・月経不調を引き起こす。

弁証論治

好発する年齢は 24 ～ 45 歳で、都市部に住む女性の方が農村部に住む女性より発病率が高い。社会的、経済的に地位の高い・高度な教育を受けた・初潮の年齢が早い・初産が遅い・授乳経験がない・閉経が遅いなどに当てはまる女性が本病にかかりやすい。

主症は乳房の脹痛・刺痛・牽引痛で、疼痛は生理前に悪化し、生理後には軽減する。また痛みは情緒によって変化し、痛みがひどいと触れることもできず、歩いたり活動しているだけでも乳痛を感じる。痛みは腫塊のところがひどく、胸脇部や肩背部にも響く。患者の中には痛みのほかに痒みを感じるものもおり、仕事や生活でも支障が出ることがある。

乳房の腫塊は片側か両側、多くは乳房の外上象限部に発症するが、他の部位にもできる。腫塊の硬さは中等度から硬め、表面は光滑があり顆粒状、活動度は高く、圧痛を伴う。腫塊の大きさは不定で、一般的には直径 1 ～ 2cm くらい、大きいものでは 3cm を越えるものもある。

1. 片塊型

腫塊は厚さが不均等で、片塊状・円盤状・長円型があり、数量は不定、質は中等度の硬さで靭性があり、境界ははっきりして活動度は高い。

2. 結節型

腫塊は扁平か串珠状の結節で、形態は不規則、境界ははっきりしない。質は中等度から硬めで、活動度は高い。また腫塊は米粒状や砂粒状の結節もみられる。

3. 混合型

腫塊が結節状・線状・片塊状・砂粒様など多種の形態が混合して存在するもの。

4. 弥漫型

腫塊の分布が、乳房の３つ以上の象限部にできるもの。

乳房の腫塊は生理前に大きく、硬くなり、生理後には小さく軟らかくなる。乳頭から白や黄緑色の液や漿液が漏れる患者もいる。

乳房の痛みと腫塊は同時に現れ、またはどちらかが先に現れ、痛みが主か、腫塊が主かという違いがある。月経の失調や心煩・易怒を伴うことが多い。

○ 内治

1. 肝鬱痰凝（かんうつたんぎょう）証

症状：青壮年の女性に多い・乳房の腫塊・腫塊は弾力があり硬くない・脹痛や刺痛を伴う・喜怒により消長・胸悶・脇脹・鬱になりやすく、怒りっぽい・失眠・多夢・イライラ・口苦・舌苔薄黄・脈弦滑。

治法：疏肝解鬱・化痰散結

方薬：逍遥蔞貝散（しょうようろばいさん）（経験方）

柴胡・当帰・白芍・茯苓・白朮・瓜蔞・貝母・半夏・胆南星・生牡蠣・山慈菇を各等分

参考：加味逍遙散（かみしょうようさん）

柴胡・当帰・白芍・茯苓・白朮各 9g、生姜・山梔子・牡丹皮各 3g、炙甘草 4.5g、薄荷 1g（※厚生労働省 一般用漢方製剤承認基準による）

2. 衝任失調（しょうにんしっちょう）証

症状：中年の女性に多い・乳房の腫塊は月経前に悪化し、月経後軽減・疼痛は軽いか全くない・腰酸（ようさん）・無気力・疲労・倦怠感・月経の失調・量は少なく色は淡・閉経・舌質淡・舌苔白・脈沈細。

治法：調摂衝任

方薬：四物湯（しもつとう）『太平恵民和剤局方』合二仙湯（にせんとう）

四物湯：熟地黄・白芍各 12g、当帰 9g、川芎 6g

二仙湯（経験方）：仙茅根・淫羊藿・巴戟天・当帰各 9g、黄柏・知母各 6g

○ **外治**

陽和解凝膏(ようわげぎょうこう)に黒退消(こくたいしょう)か桂麝散(けいじゃさん)を混ぜて蓋貼する。または生白附子か新鮮な蟾蜍の皮を外敷する。あるいは大黄粉を酢で調整して外敷する。外用薬でアレルギーが出たら即中止する。

陽和解凝膏『外科証治全生集』：新鮮な牛蒡の子根葉梗 1500g、新鮮な透骨草・川芎各 120g、附子・桂枝・大黄・当帰・川烏・肉桂・草烏・地竜・白僵蚕・赤芍・白芷・白蘞・白芨・乳香・没薬各 60g、続断・防風・荊芥・五霊脂・木香・香櫞・陳皮各 30g、蘇合油 120g、麝香 30g、菜種油 5000g

黒退消（経験方）：生川烏・生草烏・生南星・生半夏・生磁石・丁香・肉桂・乳香・没薬各 15g、制甘松・硇砂各 9g、竜脳・麝香各 6g

桂麝散『薬蘞啓秘』：麻黄・細辛各 15g、肉桂・丁香各 30g、生半夏・生南星各 24g、牙皂（皂角）9g、麝香 1.8g、竜脳 1.2g

3　乳核

定義

乳核とは乳房に発症した良性腫瘤のことである。古代文献では「乳痞」「乳中結核」の範疇となる。20 ～ 25 歳の女性に多発し、乳中に卵のような、境界のはっきりしたしこりができ、表面は光滑があり、押すと動く。

現代医学の乳腺繊維腺瘤に相当する。

病因病機

1. 情志の内傷で肝気鬱結となったり、憂思により脾を傷めたりして、運化作用が失調し、痰湿が内生して気滞痰凝となる。
2. 衝脈・任脈の失調から気滞・血瘀・痰凝が乳房の胃絡に積聚して発症する。

弁証論治

20 ～ 25 歳の女性に最も多くみられ、次は **15 ～ 20 歳、25 ～ 30 歳の女性**にみられる。片側、あるいは両側の乳房内に一つ、あるいは多数の腫塊が同時に、または継発的に現れる。形は円形か楕円形で、大きさは直径 0.5 ～ 5cm の間くらい、**境界線ははっきりしており、質は硬く表面は光滑があり、触ると消しゴムぐらいの弾力がある。**活動性も高く、触診すると滑脱感がある。一般的に無痛で、稀に軽微な脹痛があるが、月経とは無関係である。成長はゆっくりで、妊娠期には増大するのが早く、悪化する可能性もある。

○ 内治

1. 肝気鬱結証

症状：腫塊は比較的小さい・進展が緩慢・赤み、熱感、痛みはない・押すと動く・胸の痞え・ため息。舌質正常・舌苔薄白、脈弦。

治法：疏肝解鬱・化痰散結

方薬：逍遥散『太平恵民和剤局方』

当帰・茯苓・白芍・白朮・柴胡各 9g、煨姜 3g・炙甘草 4.5g・薄荷 1g

2. 血瘀痰凝証

症状：腫塊は比較的大きい・木のように硬く重い・胸の痞え感・牽引痛・煩悶・急躁・月経不順・月経痛。舌質暗紅・舌苔薄膩、脈弦滑・弦細。

治法：疏肝活血・化痰散結

方薬：逍遥散『太平恵民和剤局方』合桃紅四物湯『医宗金鑑』加山慈菇・海藻

逍遥散：当帰・茯苓・白芍・白朮・柴胡各9g、煨姜3g、炙甘草4.5g、薄荷1g

桃紅四物湯：熟地黄・白芍・当帰各12g、桃仁・川芎各6g、紅花3g

○外治

陽和解凝膏を外貼、1週間に1回薬を換える。

陽和解凝膏『外科証治全生集』：新鮮な牛蒡の子根葉梗1500g、新鮮な透骨草・川芎各120g、附子・桂枝・大黄・当帰・川烏・肉桂・草烏・地竜・白僵蚕・赤芍・白芷・白蘞・白芨・乳香・没薬各60g、続断・防風・荊芥・五霊脂・木香・香櫞・陳皮各30g、蘇合油120g、麝香30g、菜種油5000g

4　乳岩

定義

乳岩とは乳房部の悪性腫瘤のことである。症状は**乳房部に無痛、無熱**で皮膚の色は変化がなく質が**硬い腫塊**が現れ、押しても動かず、表面に光滑はない凹凸が激しい。また乳頭から出血したり、晩期には潰爛したりする、女性にとって常見の悪性腫瘍の一種である。育児や授乳をした経験のない女性や、初潮が早すぎた女性や更年期の女性、乳腺癌を発症した家系の女性に比較的発病率が高い。男性の発所率は極めて低い。

現代医学の乳腺癌に相当する。

病因病機

乳岩の発病は、情志の失調・飲食の不節・衝脈と任脈の不暢・先天稟賦不足などで、陰陽のバランスを崩した臓腑の失和と関係が深い。

1. 情志失調

女性にとっては肝が重要で、肝は疏泄を主り、条達を喜び抑鬱を嫌う性質がある。情志が不暢だと肝の条達作用を失調し、気機が不暢になって瘀血を生ずる。また肝は木属で脾土を克すため、肝鬱では脾を過剰に克して運化作用が失調すると痰濁が生まれ、肝脾両者を傷めるとともに経絡を阻滞し、痰瘀が互いに乳房で互結するため発症する。

2. 飲食失節

味の濃いものなどを好んで食すと脾胃に湿熱を蘊結し、痰濁を内生して気の流れに乗って乳中に結んで経絡を阻塞し、気血運行が不暢になって岩を形成する。

3. 衝任不暢

衝脈は血の海で、任脈は胞胎を主り、衝任脈は肝腎に属する。衝任脈が失調すると気血が不和となり、月経も不暢になって気鬱血瘀から経絡を阻塞し、乳中に結んで乳岩となる。乳岩は更年期に多発するため、衝脈・任脈との関係が深いといえる。

このほか、経気虚弱で毒邪を感受して経絡を阻塞し、気滞血瘀から日が経ち、痰瘀が停滞すると乳岩となる。

弁証論治

乳岩の治療の鍵は早期診断・早期治療で、手術治療が原則となる。中医薬治療は乳腺癌の総合治療の重要な部分を占め、特に晩期の患者の手術後の調養には良好で、放射線治療・化学治療の副作用を軽減したり、患者のQOL（クオリティ・オブ・ライフ：人生の内容の質や社会的にみた生活の質）を改善したり延命にも効果がある。

○ 内治

1. 肝鬱痰凝証

症状：乳房部に腫塊・色は変わらない・質は硬い・境界がはっきりしない・情志抑鬱・焦り・胸の痞え感・脇脹・月経前に乳房や少腹部の張り。舌苔薄、脈弦。

治法：疏肝解鬱・化痰散結

方薬：神効瓜蔞散『外科大成』合開鬱散『外科秘録』

神効瓜蔞散：瓜蔞1個、生甘草・当帰各25g、乳香・没薬各5g

開鬱散：白芍15g、白芥子・香附子・天葵子各9g、鬱金・当帰各6g、柴胡3g、炙甘草2.4g、全蝎3個

2. 衝任失調証

症状：乳房部に硬い腫塊・月経期の乱れ・もともと月経前に乳房の脹痛・あるいは結婚後出産、育児をしていない・あるいは数度の流産。舌質淡・舌苔薄、脈弦細。

治法：調摂衝任・理気散結

方薬：二仙湯（経験方）合開鬱散『外科秘録』

二仙湯：仙茅根・仙霊脾・巴戟天・当帰各9g、黄柏・知母各6g

開鬱散：白芍15g、白芥子・香附子・天葵子各9g、鬱金・当帰各6g、柴胡3g、炙甘草2.4g、全蝎3個

3. 正虚毒盛証

症状：乳房の腫塊が拡大・潰破後硬くなる・血水が溢れ出る・痛みはないか激痛・精神萎靡・顔色暗か蒼白・食欲が進まない・心悸・失眠。舌質紫・瘀斑・舌苔黄、脈弱無力。

治法：調補気血・清熱解毒

方薬：八珍湯『正体類要』

人参・白朮・茯苓・当帰・川芎・芍薬・熟地黄・炙甘草 各30g

参考：十全大補湯

人参・黄耆各2.5-3g、白朮・茯苓・当帰各3-4g、芍薬3g、地黄3-4g、川芎・桂皮各3g、甘草1-2g（※厚生労働省 一般用漢方製剤承認基準による）

4. 気血両虧証

症状：多くは晩期か手術、放射線、化学治療後・痩せ・顔色萎黄か㿠白・めまい・ふらつき・疲れ・息切れ・話をしたがらない・手術後傷口の壊死や糜爛・滲出液が出る・皮膚は灰色・腐肉は色が不鮮明で暗。舌質淡・舌苔薄白、脈沈細。

治法：補益気血・寧心安神

方薬：人参養栄湯『太平恵民和剤局方』

白芍 90g、人参・黄耆・白朮・当帰・桂心・甘草・橘皮各 30g、遠志 15g、熟地黄 9g、五味子・茯苓各 4g

参考：十全大補湯

人参・黄耆各 2.5-3g、白朮・茯苓・当帰各 3-4g、芍薬 3g、地黄 3-4g、川芎・桂皮各 3g、甘草 1-2g（※厚生労働省 一般用漢方製剤承認基準による）

5. 脾虚胃弱証

症状：手術や放射線、化学治療後食欲不振・疲れ・四肢軟弱・吐き気・四肢不腫・倦怠感。舌質淡・舌苔薄、脈細弱。

治法：健脾和胃結

方薬：参苓白朮散『太平恵民和剤局方』、理中湯（人参湯）『傷寒論』

参苓白朮散：人参・茯苓・白朮・山薬・炙甘草各 9g、白扁豆 6g、桔梗・蓮子肉・砂仁・薏苡仁各 4.5g

理中湯（人参湯）：人参・乾姜・甘草・白朮各 90g

○ 外治

術禁忌証や広範囲に転移した患者、手術が不的確な患者に用いる。初期は阿魏消痞膏を外貼。潰破後は海浮散か紅油膏を外敷。壊死した組織が脱落した後は生肌玉紅膏や生肌散に改め、外敷。

阿魏消痞膏（阿魏化痞膏）『景岳全書』：羌活・独活・玄参・官桂・赤芍・穿山甲・生地黄・両頭尖・大黄・白芷・天麻・紅花各 15g、番木鼈 10 枚、乱髪 1 玉、槐枝・柳枝・桃枝各 15g、胡麻油 1120g・阿魏・芒硝・蘇合油・乳香・没薬各 15g、麝香 9g

海浮散『外科十法』：乳香・没薬を各等分。

紅油膏（経験方）：ワセリン 300g・九一丹 30g・東丹 4.5g

生肌玉紅膏『外科正宗』：当帰 60g・白芷 15g・白蠟 60g・軽粉 12g・甘草 36g・紫草 6g・血竭 12g・胡麻油 500g

生肌散（経験方）：炉甘石 15g・滴乳石 9g・滑石 30g・血珀 9g・朱砂 3g・竜脳 0.3g

第3章のポイント

■乳癰

1. 定義
2. 病因病機：①乳汁鬱積　②肝鬱胃熱　③感受外邪
3. 弁証論治

○内治

1）気滞熱壅証　治法：疏肝清胃・通乳消腫　方薬：瓜蔞牛蒡湯

2）熱毒熾盛証　治法：清熱解毒・托裏透膿　方薬：透膿散

3）正虚毒恋証　治法：益気和営托毒　方薬：托裏消毒散

■乳癖

1. 定義
2. 病因病機
3. 弁証論治

○分類：①片塊型　②結節型　③混合型　④弥漫型

○内治

1）肝鬱痰凝証　治法：疏肝解鬱・化痰散結　方薬：逍遥蔞貝散

2）衝任失調証　治法：調摂衝任　方薬：二仙湯合四物湯

■乳核

1. 定義
2. 病因病機
3. 弁証論治

○内治

1）肝気鬱結証　治法：疏肝解鬱・化痰散結　方薬：逍遥散

2）血瘀痰凝証　治法：疏肝活血・化痰散結　方薬：逍遥散合桃紅四物湯加味

■乳岩

1. 定義
2. 病因病機：①情志失調　②飲食失節　③衝任不暢
3. 弁証論治

○内治

1）肝鬱痰凝証　治法：疏肝解鬱・化痰散結　方薬：神効瓜蔞散合開鬱散

2）衝任失調証　治法：調摂衝任・理気散結　方薬：二仙湯合開鬱散

3）正虚毒盛証　治法：調補気血・清熱解毒　方薬：八珍湯

4）気血両虧証　治法：補益気血・寧心安神　方薬：人参養栄湯

5）脾虚胃弱証　治法：健脾和胃　方薬：参苓白朮散／理中湯

第4章 癭～4病証

●癭とは甲状腺疾病の総称である。古人は「癭とは嬰のことである」といっており、嬰とは〝纏わりつく〟という意味で、頸前部結喉両側が腫大する疾病を指す。

癭病について

癭(えい)病の特徴は**甲状腺部の満腫や結塊、灼熱痛で皮膚の色は変わらない**。良性の腫瘍で、物を飲み込む際にその腫瘍が上下移動する。その他、煩熱・心悸・多汗・月経不順・ひどいと閉経などを伴う。

現代医学の単純性甲状腺腫・甲状腺瘤・甲状腺嚢腫・甲状腺癌・甲状腺炎などに相当する。

病因病機

癭病の病因病機は致病要素の作用により臓腑・経絡の機能が失調し、気滞・血瘀・痰凝が頸部に鬱結して次第に癭病を形成する。

1. 気滞

情志の不暢により肝の疏泄作用を失調して、気機の昇降運動が異常になり気滞を形成する。気鬱が長引くと積聚を形成し、あるいは外来と内生の致病要素が合わさり発症する癭病を「気癭(きえい)」と呼んでいる。

2. 血瘀

気は血の帥(すい)であり、気が巡れば血も巡り、気滞となれば血凝となる。気滞が長引くと必ず血瘀となり、癥結腫塊(ちょうけつしゅかい)を形成し、これを「石癭(せきえい)」と呼ぶ。

3. 痰凝

肝気鬱滞が横に位置する脾を犯し、脾が健運作用を失い痰湿を内生する。あるいは外邪の侵入や虚弱体質により、気機が阻滞して津液が積聚して痰凝が核となるものを「肉癭(にくえい)」と呼んでいる。

4. 痰火鬱結

肝鬱胃熱や風温、風火が肺胃に宿ることで積熱が上部を塞ぎ、熱毒が津液を灼焼して痰となり、痰と火が相合わさって起こるものを「癭癰(えいよう)」と呼ぶ。

5. 衝任失調

衝脈は諸経の気血の要となる経脈で、十二正経の気血を調節している。任脈は全身の陰経を主り、衝任脈を失調すると、肝・腎を栄養できないため、心悸・煩熱・多汗や月経の不暢などが発症する。

検査方法

患者を椅子に座らせて両手は膝の上に置かせ、頸部を露わにして頭部はややうつむき加減にする。頸前部の肌肉と筋膜はリラックスする。

1. 望診

検査者は患者の正面に座って頸部の両側は対称であるか、腫塊は隆起しているか、位置・大きさ・形態・血管の鬱滞などはないかを観察する。

2. 触診

患者の正面から、あるいは患者の真後ろに立って、両手で甲状腺を触診する。一般的にまず健康な部位、次に腫塊の部位を触る。腫塊の位置・大きさ・数・硬さ・光沢・活動度・圧痛があるか・境界部ははっきりしているかに特に注意を払い、腫塊が飲み込む運動のときに上下に移動しているかを検査する。触診の際にはほかにも、震えがあるか、気管の位置が正常か、頸部のリンパ結が脹れているか、なども注意が必要である。

3. 聴診

甲状腺機能亢進であれば、収縮期に局部の血管に連続性の雑音が聞こえる。

基本的な治療方法

癭病の治療は、大きく**薬物療法**と**手術療法**に分けられる。癭癰や早期の気癭・肉癭、晩期の石癭では手術は不適切で、薬物療法を行う。石癭は早期診断・早期手術を行う方がよい。気癭・肉癭の後期で圧迫症状がみられたり、甲状腺機能亢進症を併発して薬物療法が無効だったり、悪性腫瘍の疑いがある場合などにも手術療法を行う。

1. 理気解鬱（りきげうつ）

適応症：結塊が綿のように軟らかいか、石のように硬い・発病は精神的な要素と関係が深い・急躁易怒（きゅうそういど）・胸の痞え感・よくため息をつく。舌苔薄白、脈弦滑。

方　剤：逍遥散（しょうようさん）『太平恵民和剤局方』

当帰・茯苓・白芍・白朮・柴胡各 9g、煨姜 3g・炙甘草 4.5g・薄荷 1g

2. 活血祛瘀（かっけつきょお）

適応症：腫塊が紫色で硬い・表面は凹凸がある・押しても動かない・固定痛・皮膚がガサガサ。舌質紫暗・瘀点・瘀斑、脈渋・沈細。

方　剤：桃紅四物湯（とうこうしもつとう）『医宗金鑑』

熟地黄・白芍・当帰各 12g、川芎・桃仁各 6g、紅花 3g

3. 化痰軟堅（かたんなんけん）

適応症：腫塊は押すと硬い・あるいは嚢性感がある・患部に赤み・熱感はない・咽喉に梅核気（ばいかくき）のような痞えがある・女性では月経不調。舌苔薄膩、脈滑。

方　剤：海藻玉壺湯（かいそうぎょくふとう）『医宗金鑑』

海藻・昆布・陳皮・青皮・半夏・貝母・連翹・当帰・川芎・独活・甘草各 3g、海帯 1.5g

4. 清熱化痰（せいねつかたん）

適応症：頸部の腫脹疼痛・発熱。舌質紅・舌苔黄、脈弦数。

方　剤：柴胡清肝湯（さいこせいかんとう）『医宗金鑑』

川芎・当帰・白芍・生地黄・柴胡・黄芩・山梔子・天花粉・防風・牛蒡子・連翹・甘草 各 3g

5. 調摂衝任（ちょうせつしょうにん）

適応症：気癭の満腫・顔色は艶がない・腰痠肢冷・月経量少・経血色淡・ひどいと閉経。舌質淡・舌苔白、脈沈細。

方　剤：右帰飲（うきいん）『景岳全書』

熟地黄 9-30g、杜仲 9g、山薬・枸杞子各 6g、山茱萸・甘草各 3g、制附子 6-9g、肉桂 3-6g

参　考：八味地黄丸（はちみじおうがん）

地黄 5g、山茱萸・山薬・沢瀉・茯苓・牡丹皮各 3g、桂皮 1g、加工附子 0.5-1g

（※厚生労働省 一般用漢方製剤承認基準による）

1　気癭

定義

気癭とは癭病の一種で、患部の腫塊は柔軟で無痛、情志の変化で消長するため、気癭と呼ばれている。または「大脖子」とも呼ばれている。

現代医学の単純性甲状腺腫や地方性甲状腺腫の一部に相当する。

病因病機

本病は、情志の失調により肝脾が気逆し臓腑が失調して発症する。**生活地域や飲料水の水質**とも関係が深い。つまり外因は普段飲む水や食物に**ヨウ素が不足**していることで、内因は**情志失調**が気化に影響し、気の昇降運動障害が営養の運化を阻害するために起こる。この他、産後の**腎気虧虚**から外邪が侵入し、本病を発症することもある。

弁証論治

本病は一般的に男性より青春期の女性の発病率が高く、入学年齢の児童に多くみられる。初期は不快感も特になく、甲状腺のびまん性腫大があり、表面は平坦で質も軟らかく痛みがない。皮膚の色も変化はなく、腺体が飲み込む時に上下に移動する。腫塊は進行的に腫大し、下垂や沈重感があり、気管・食道・血管・神経などを圧迫する。

肝鬱気滞証

症状：頸部にびまん性の腫大・辺縁ははっきりしない・喜怒により消長・皮膚の色は正常・質は軟らかい・圧痛はない・腫塊が飲み込む動作のときに上下に移動する・急躁易怒・ため息をよくつく。舌質淡紅・舌苔薄、脈沈弦。

治法：疏肝解鬱・化痰軟堅

方薬：四海舒鬱丸『瘍医大全』

海帯・昆布・海藻・海螵蛸各 60g、青木香 15g、陳皮・海蛤殻各 9g

参考：半夏厚朴湯

半夏 6-8g、茯苓 5g、厚朴 3g、蘇葉 2-3g、生姜 1-2g

（※厚生労働省　一般用漢方製剤承認基準による）

2 肉癭

定義

肉癭とは癭病の中でも常見で、症状は頸前喉結の片側か両側に丸く柔軟な結塊・飲み込む動作で上下に移動・進展は緩慢がみられる。青中年の女性に多い。

現代医学の甲状腺腺瘤・甲状腺嚢腫・甲状腺の良性腫瘤に相当する。

病因病機

憂思・鬱怒など情志の失調が原因で**気滞・痰濁・瘀血**などが凝結して発症する。情志が抑鬱すると肝の条達作用が失調し、**気滞血瘀**となる。または憂思・鬱怒で肝が旺盛となり脾土を抑え過ぎてしまい、脾の運化作用が失調して痰湿が内蘊する。気滞・湿痰・瘀血が経絡に従って結喉部に流注し、肉癭を形成する。

弁証論治

本病の患者は**30～40歳の女性**が占める割合が多い。結喉部の片側か両側に半円形の腫塊ができ、表面は光沢があって飲み込む動作のときに移動する。押しても痛くなく、成長は緩慢である。一般的に全身症状は顕著ではない。

中には腫塊が突然大きくなったり痛みが出る患者もおり、これは腺瘤嚢内出血が原因である。

肉癭が大きなものは気管を圧迫し、中には呼吸困難や声帯麻痺を起す者もいる。

また、患者の中には急躁・心悸・汗をかきやすい・脈数・月経不暢・手の震えなどがみられる者もいれば、食後すぐに空腹感・体重の減少・痩せ・疲れ・脱毛・軟便など甲状腺機能亢進症の症状がみられる者もいる。

また中には癌化する者もいる。

○ 内治

1. 気滞痰凝証

症状：頸部の片側か両側に円形か卵型の腫塊・赤み、熱感はない・飲み込む動作で腫塊が移動・全身症状はみられない・腫塊が大きすぎると呼吸の不暢や呑咽不利。舌苔薄膩、脈弦滑。

治法：理気解鬱・化痰軟堅

方薬：逍遥散『太平恵民和剤局方』合海藻玉壺湯『医宗金鑑』

逍遥散：当帰・茯苓・白芍・白朮・柴胡各9g、煨姜3g・炙甘草4.5g・薄荷1g

海藻玉壺湯：海藻・昆布・陳皮・青皮・半夏・貝母・連翹・当帰・川芎・独活・甘草各 3g、海帯 1.5g

2. 気陰両虚証（きいんりょうきょしょう）

症状：頸部の腫塊が柔軟・飲み込む動作で腫塊が移動・急躁・易怒・汗出・心悸・失眠・多夢・食後すぐに空腹感・痩せ・月経不暢・手の震え。舌質紅・舌苔薄、脈弦。

治法：益気養陰・軟堅散結

方薬：生脈散（しょうみゃくさん）『内外傷弁惑論』合海藻玉壺湯（かいそうぎょくふとう）『医宗金鑑』

生脈散：人参 9g・麦門冬 15g・五味子 6g

海藻玉壺湯：海藻・昆布・陳皮・青皮・半夏・貝母・連翹・当帰・川芎・独活・甘草各 3g、海帯 1.5g

○ 外治

陽和解凝膏（ようわげぎょうこう）に黒退消（こくたいしょう）や桂麝散（けいじゃさん）を混ぜて外敷。

陽和解凝膏『外科証治全生集』：新鮮な牛蒡の子根葉梗 1500g、新鮮な透骨草・川芎各 120g、附子・桂枝・大黄・当帰・川烏・肉桂・草烏・地竜・白僵蚕・赤芍・白芷・白蘞・白芨・乳香・没薬各 60g、続断・防風・荊芥・五霊脂・木香・香櫞・陳皮各 30g、蘇合油 120g、麝香 30g、菜種油 5000g

黒退消（経験方）：生川烏・生草烏・生南星・生半夏・生磁石・丁香・肉桂・乳香・没薬各 15g、制甘松・硇砂各 9g、竜脳・麝香各 6g

桂麝散『薬蘞啓秘』：麻黄・細辛各 15g、肉桂・丁香各 30g、生半夏・生南星各 24g、牙皂 9g、麝香 1.8g、竜脳 1.2g

3 癭癰

定義

癭癰（えいよう）**とは、急性・亜急性炎症性の癭病の一種である**。症状は**結喉両側の結塊・色は紅・灼熱感・疼痛・腫脹**・ひどいと化膿・発熱・頭痛などを伴う。

現代医学の急性・亜急性甲状腺炎に相当する。

病因病機

多くは**風温邪気・風火邪気**が肺胃に侵入し、内では肝鬱胃熱（かんうついねつ）が鬱積し、痰結を挟んで気血凝滞から熱化して癭癰を発症する。

弁証論治

多くは感冒や咽痛にかかった後発症する。頸部に突然腫脹・局部の赤み、痛み・触ると痛む・痛みは耳後枕部まで響く・活動や呑咽で悪化・発熱・畏寒・ひどいと声枯れ・喘息・呑咽困難を伴う。また寒戦（かんせん）・高熱・局部の脹痛・跳痛・化膿・化膿後の波動感がみられる者もいる。

○ **内治**

1. 風熱痰凝証（ふうねつたんぎょうしょう）

症状：局部の結塊・明らかな痛み・悪寒・発熱・頭痛・口渇・咽の乾燥。舌苔薄黄・脈浮数、滑数。

治法：疏風清熱化痰

方薬：牛蒡解肌湯（ごぼうげきとう）『瘍科心得集』

牛蒡子・薄荷・荊芥各6g、連翹・山梔子・牡丹皮・玄参各9g、石斛・夏枯草各12g

参考：銀翹解毒散（ぎんぎょうげどくさん）

金銀花・連翹各4.26g、桔梗・甘草・薄荷各2.56g、淡豆豉・牛蒡子各2.14g、淡竹葉・荊芥各1.70g、羚羊角0.13g

2. 気滞痰凝証（きたいたんぎょうしょう）

症状：硬い腫塊・脹れは軽度・重く押えると痛み・痛みは耳後枕部まで響く・あるいは咽喉に梗塞感・痰多・全身症状はなし。舌苔黄膩、脈弦滑。

治法：疏肝理気・化痰散結

方薬：柴胡清肝湯（さいこせいかんとう）『医宗金鑑』

川芎・当帰・白芍・生地黄・柴胡・黄芩・山梔子・天花粉・防風・牛蒡子・連翹・甘草 各3g

○ 外治

1. 初期

金黄散（きんおうさん）・四黄散（しおうさん）・双柏散（そうはくさん）を外敷。毎日1～2回。

金黄散『医宗金鑑』：大黄・黄柏・姜黄・白芷各2500g、南星・陳皮・蒼朮・厚朴・甘草 各1000g、天花粉5000g

四黄散（経験方）：黄連・黄柏・黄芩・大黄・乳香・没薬を各等量

双柏散（経験方）：側柏葉・大黄各60g、黄柏・薄荷・沢蘭各30g

2. 化膿した後

切開して排膿後、八二丹（はちにたん）を引流。膿が尽きた後は生肌散（しょうきさん）を外用し、傷口の癒合をはかる。

八二丹（経験方）：石膏8g・升丹2g

生肌散（経験方）：炉甘石15g、滑石30g、滴乳石・血珀各9g、朱砂3g、竜脳0.3g

4　石癭

定義

癭病の中でも石のように硬く、移動しないものを石癭と呼んでいる。症状の特徴は、**結喉両側の石のように硬い結塊・凹凸がある・押しても動かない**などがみられる。40歳以上の中年に多い。

現代医学の甲状腺癌に相当する。

病因病機

情志の影響で肝脾の気逆があり、脾の運化作用の失調で痰湿内生、肝気の鬱滞から**気滞血瘀**となり、瘀血と痰湿が結び付き頸部に上逆して形成する。また肉癭が長引いて転化することもある。

弁証論治

多くは40歳以上の女性で、肉癭の既往歴がある。

頸前部の腫塊の腫大が早く、石のように硬い。表面は凹凸があり、押しても移動しない。呑咽時に移動が制限される。疼痛を伴い、もし頸神経ワナに侵入すると耳、枕、肩部に激痛がある。

もし腫塊が圧迫し、喉頭の位置を動かしたり喉部神経を侵犯したりすると呼吸や呑咽困難を起こし、ひどいと声が出なくなる。

もし気管に浸食して潰瘍を形成すると咳血を起こす。

頸部の静脈を圧迫すると、頸部静脈の怒張や顔面部の浮腫を起こす。

石癭はリンパ結節転移をよく起こし、頸部のリンパ結節の腫大や乳頭状腺癌を引き起こすこともある。血管からは肺や骨に転移しやすい。

○ 内治

1. 痰瘀内結証

症状：頸部の結塊が急速に増大・石のように硬い・凹凸がある・押しても動かない・全身症状は顕著でない。舌質暗紅・舌苔薄黄、脈弦。

治法：解鬱化痰・活血消堅

方薬：海藻玉壺湯『医宗金鑑』合桃紅四物湯『医宗金鑑』加白花蛇舌草・三棱・莪朮

海藻玉壺湯：海藻・昆布・陳皮・青皮・半夏・貝母・連翹・当帰・川芎・独活・甘草 各3g、海帯1.5g

桃紅四物湯：熟地黄・白芍・当帰各12g、川芎・桃仁各6g、紅花3g

2. 瘀熱傷陰証

症状：石癭の晩期・血や滲出液を流出・頸部の他の場所に転移性の結塊・声枯れ・倦怠感・痩せ。舌質紫暗・瘀斑、脈沈渋。

治法：和営養陰

方薬：通竅活血湯『医林改錯』合養陰清肺湯『重楼玉鑰』

通竅活血湯：桃仁・紅花各 9g・川芎・赤芍・生姜・葱白各 3g、大棗 5g、麝香 0.15g、黄酒適量

養陰清肺湯：生地黄 6g、麦門冬・生甘草・玄参各 5g、貝母・牡丹皮・薄荷・炒白芍 各 3g

○ 外治

1. 硬い腫塊、疼痛がある場合

陽和解凝膏に阿魏粉（アサフェティダ）を混ぜて敷貼。

陽和解凝膏『外科証治全生集』：新鮮な牛蒡の子根葉梗 1500g、新鮮な透骨草・川芎各 120g、附子・桂枝・大黄・当帰・川烏・肉桂・草烏・地竜・白僵蚕・赤芍・白芷・白蘞・白芨・乳香・没薬各 60g、続断・防風・荊芥・五霊脂・木香・香櫞・陳皮各 30g、蘇合油 120g、麝香 30g、菜種油 5000g

2. 腫塊疼痛・灼熱感のある場合

生商陸根を砕いて外敷。

第４章のポイント

■概説

1.　癭病について

2.　病因病機：①気滞　②血瘀　③痰凝　④痰火鬱結　⑤衝任失調

3.　治療原則：①理気解鬱　②活血祛瘀　③化痰軟堅　④清熱化痰　⑤調摂衝任

■気癭

1.　定義

2.　病因病機

3.　弁証論治

○内治

1）肝鬱気滞証：治法：疏肝解鬱・化痰軟堅　方薬：四海舒鬱丸

■肉癭

1.　定義

2.　病因病機

3.　弁証論治

○内治

1）気滞痰凝証：治法：理気解鬱・化痰軟堅　方薬：逍遥散合海藻玉壺湯

2）気陰両虚証：治法：益気養陰・軟堅散結　方薬：生脈散合海藻玉壺湯

■癭癰

1.　定義

2.　病因病機

3.　弁証論治

○内治

1）風熱痰凝証：治法：疏風清熱化痰　方薬：牛蒡解肌湯

2）気滞痰凝証：治法：疏肝理気・化痰散結　方薬：柴胡清肝湯

■石癭

1.　定義

2.　病因病機

3.　弁証論治

○内治

1）痰瘀内結証：治法：解鬱化痰・活血消堅
方薬：海藻玉壺湯合桃紅四物湯加味

2）瘀熱傷陰証：治法：和営養陰　方薬：通竅活血湯合養陰清肺湯

第5章 瘤・岩 ～2病証

体表または体内の局部に発生する良性または悪性の腫塊の疾病である。瘤より岩の腫塊は硬く凹凸がある。

瘤と岩について

「瘤」とは瘀血・痰滞・濁気が体内の組織に停留し、結塊を形成したものである。臨床では、局部的な腫塊が体表に多発し、ゆっくりと進展していくが自覚症状がないのが特徴である。『医宗金鑑』では「気瘤・血瘤・筋瘤・肉瘤・骨瘤・脂瘤」の六種類に分類している。

瘤は現代医学の良性腫瘤の一部に相当する。

「岩」とは体表に発症する悪性腫瘍の総称で、外科疾病の中で最も危険な病証である。その質は硬く表面の凹凸が一定でなく、岩石のようなので命名された。臨床では中老年に多く、局部的な腫塊は硬く、凹凸があり、皮膚の色は変わらない。腫塊は押しても動かず、潰爛後はザクロのようで色は紫で悪臭がある。激痛があり、なかなか治癒せず予後も不良である。そのため**絶症**とも呼ばれる。

病因病機

瘤・岩は全身性の疾病の局部的な症状で、発病の原因は非常に複雑であるが、外因・内因に帰納できる。外因は六淫の邪気、内因は正気不足と七情の失調である。致病要素により、陰陽が失調して臓腑機能が障害され、経絡が阻塞して気血の運行が失調する。そのため**気滞血瘀・痰凝毒聚**など様々な要因が絡み合って瘤・岩を発症する。

病因	病機
六淫邪気	六淫の邪や汚濁の気が体虚に乗じて侵入し、気血の凝結を引き起こし、経絡を阻滞して内臓の正常な機能を失調し、邪濁と鬱気、積血が相絡まって長期間堆積して散らないと瘤・岩を発症する。
情志鬱結	七情の失調から情志が抑鬱して不暢となると、内臓の気機が失調して正常な運行ができなくなる。気滞が長引くと血瘀を引き起こし、気滞血瘀が長期間留滞すると次第に瘤・岩を形成していく。
臓腑失調	臓腑の機能が失調し、正気が虚弱となり邪気が留滞して気滞血瘀・痰凝毒聚などが相絡まって瘤・岩に到る。
飲食不節	辛いもの・味の濃いものを好んで食していると脾胃を傷め、水湿を運化できず津液は散布されないため、内湿が蘊結して長引くと湿毒となる。あるいは火熱邪を感受し、火が津液を焼き尽くして痰となり、痰濁が留滞すると瘤・岩となる。

上述の病因病機の中で、瘤は邪気偏盛が中心で、岩は正気不足、つまり病邪に対する抵抗力の低下が原因となることが多い。そのため瘤・岩の病因病機の特徴とは**本虚標実**で、正気虧虚が本、気滞・血瘀・痰凝・湿熱・陰毒などの結聚が標となる。

基本的な治療方法

一般的に体表の瘤・岩は初期、中期で未潰の場合は実証、晩期や瘤・岩が潰れた後は虚証が中心となる。

○ 内治

1. 気鬱痰凝証

症状：局部の腫塊は堅いが活動でき、患部の皮膚の色は変わらず痛みもない。胸の痞え感・脇脹・食欲不振・精神抑鬱などを伴う。舌質淡紅・舌苔薄白か微黄膩、脈細弦。

治法：理気解鬱・化痰散結

方薬：開鬱散『外科秘録』、通気散堅丸『外科正宗』

開鬱散：白芍 15g、白芥子・香附子・天葵子・白朮・茯苓各 9g、鬱金・当帰 6g、柴胡 3g、炙甘草 2.4g、全蝎 3 個

通気散堅丸：人参・桔梗・川芎・当帰・天花粉・黄芩・枳殻・陳皮・半夏・茯苓・胆南星・貝母・海藻・香附子・甘草・石菖蒲 各 60g

2. 寒痰凝聚証

症状：局部の腫塊の質が硬く、表面は光沢と弾性があり、腫塊は動かず患部の皮膚の色は白くて無痛である。皮膚は温度が高くない。倦怠感・胸の痞え感・冷えを伴う。舌質淡・舌苔白か白膩、脈沈滑。

治法：温経散寒・化痰散結

方薬：陽和湯『外科証治全生集』、万霊丹『医宗金鑑』

陽和湯：熟地黄 30g、鹿角膠 9g、白芥子 6g、肉桂・生甘草各 3g、麻黄・姜炭 各 2g

万霊丹：茅朮 240g、何首烏・羌活・荊芥・川烏頭・烏薬・川芎・甘草・石斛・全蝎・防風・細辛・当帰・麻黄・天麻 各 30g、雄黄 18g

参考：麻杏甘石湯

麻黄 4g、杏仁 3g、甘草 2g、薏苡仁 10g

3. 気血瘀滞証

症状：腫塊の質が硬く表面に凹凸があり、押しても動かない。自覚的な痛み・刺痛や脹痛・局部の青筋暴露・脇脹と不快感・煩躁。舌質暗紅・瘀斑・舌苔薄黄、脈弦渋。

治法：活血化瘀・軟堅散結

方薬：活血散瘀湯『外科正宗』、散腫潰堅湯『薛氏医案』

活血散瘀湯：川芎・当帰尾・赤芍・蘇木・牡丹皮・枳殻・瓜蔞仁・桃仁各 3g、

檳榔子 2g、大黄 6g

散腫潰堅湯：黄芩 24g、竜胆草・瓜蔞根・黄柏・知母・桔梗・昆布各 15g、柴胡・炙甘草・三棱・木香・連翹各 10g、葛根・白芍・当帰・黄連各 6g、升麻 1.8g

4. 毒熱蘊結証（どくねつうんけつ）

症状：腫塊が増大・圧痛・患部の皮膚の色は紅・皮膚の温度も高い・湯玉のような腫塊の潰爛・時に血や滲出液が出る・燃えるような痛み・分泌物は悪臭・発熱・心煩・口渇・尿黄・便結。舌質紅・舌苔少か黄、脈弦滑・滑数。

治法：清熱解毒・軟堅散結

方薬：五味消毒飲（ごみしょうどくいん）『医宗金鑑』合当帰蘆薈丸（とうきろかいがん）『丹溪心法』

五味消毒飲：金銀花 15g、野菊花・蒲公英・紫花地丁・紫背天葵 各 6g

当帰竜薈丸：当帰・竜胆草・山梔子仁・黄連・黄柏・黄芩各 30g、大黄・蘆薈・青黛各 15g、木香・麝香各 1.5g

参考：銀翹解毒散（ぎんぎょうげどくさん）

金銀花・連翹各 4.26g、桔梗・甘草・薄荷各 2.56g、淡豆豉・牛蒡子各 2.14g、淡竹葉・荊芥各 1.70g、羚羊角 0.13g

5. 正虚邪実証（せいきょじゃじつ）

症状：多くは岩の晩期・腫塊が増大・増加・組織近辺、遠方に転移・岩腫の潰爛・時に血や滲出液が出る・瘡面は灰暗色・凹凸がある・出血しやすい・傷口が収まらない・痩せ・発熱・顔色晄白・倦怠感・食欲不振。舌質淡紅・舌苔薄・微黄・あるいは少苔・無苔、脈細数。

治法：益気養血・解毒散結

方薬：保元湯（ほげんとう）『外科正宗』、生脈飲（しょうみゃくいん）『内外傷弁惑論』合散腫潰堅湯（さんしゅかいけんとう）『薛氏医案』

保元湯：黄耆・人参・白朮各 3g、甘草 1g、大棗 2 枚、生姜 1g

生脈飲：人参 9g・麦門冬 15g・五味子 6g

散腫潰堅湯：黄芩 24g、竜胆草・栝楼根・黄柏・知母・桔梗・昆布各 15g、柴胡・炙甘草・三棱・木香・連翹各 10g、葛根・白芍・当帰・黄連各 6g、升麻 1.8g

参考：十全大補湯（じゅうぜんだいほとう）

人参・黄耆各 2.5-3g、白朮・茯苓・当帰各 3-4g、芍薬 3g、地黄 3-4g、川芎・桂皮各 3g、甘草 1-2g（※厚生労働省 一般用漢方製剤承認基準による）

○ 外治

1. 腫れ・疼痛がある場合

弁証により陽和解凝膏（ようわげぎょうこう）・衝和膏（しょうわこう）・金黄膏（きんおうこう）・陽毒内消散（ようどくないしょうさん）・陰毒内消散（いんどくないしょうさん）・桂麝散（けいじゃさん）・紅霊丹（こうれいたん）などを外敷する。

陽和解凝膏『外科証治全生集』：新鮮な牛蒡の子根葉梗 1500g、新鮮な透骨草・川芎各 120g、附子・桂枝・大黄・当帰・川烏・肉桂・草烏・地竜・白僵蚕・赤芍・白芷・白蘞・白芨・乳香・没薬各 60g、続断・防風・荊芥・五霊脂・木香・香櫞・陳皮各 30g、蘇合油 120g、麝香 30g、菜種油 5000g

衝和膏『外科正宗』：紫荊皮 150g・独活 90g・赤芍 60g・白芷 30g・石菖蒲 45g を細末にする。

金黄膏：金黄散 1/20 ＋ワセリン 8/10 を軟膏にする。

金黄散『医宗金鑑』：大黄・黄柏・姜黄・白芷各 2500g、南星・陳皮・蒼朮・厚朴・甘草 各 1000g、天花粉 5000g

陽毒内消散『薬蘞啓秘』：麝香・竜脳各 6g、白芨・胆南星・姜黄・穿山甲・樟脳各 12g、軽粉・胆礬各 9g、炭酸銅 12g、青黛 6g

陰毒内消散『薬蘞啓秘』：麝香・肉桂・胡椒各 3g、軽粉・腰黄・川烏・穿山甲・阿魏各 9g、丁香・牙皂・良姜・乳香・没薬各 6g、樟脳 12g

桂麝散『薬蘞啓秘』：麻黄・細辛各 15g、肉桂・丁香各 30g、牙皂 9g、半夏・天南星各 24g、麝香 1.8g、竜脳 1.2g

紅霊丹（経験方）：朱砂 60g、煆月石 30g、雄黄・乳香・没薬・火硝各 18g、青礞石・竜脳各 9g、麝香 3g

2. 腫れ・結塊がある場合

紫金錠（しきんじょう）（玉枢丹（ぎょくすうたん）・小金丹（こきんたん）・新癀片（しんこうへん）を粉末にし、茶で調整して患部に塗布する。

紫金錠（玉枢丹）『鶴亭集』：山慈菇・五倍子各 150g、大戟 75g、雄黄・朱砂各 50g、麝香 9g

小金丹『外科証治全生集』：白膠香・草烏・五霊脂・地竜・馬銭子各 45g、乳香・没薬・当帰身各 22.5g、麝香 9g、香墨 3.6g

新癀片（経験方）：牛黄・腫節風を各等分

3. 潰瘍面がある場合

紅升丹（こうしょうたん）、白降丹（はくこうたん）、三品一條槍（さんぴんいちじょうそう）などを選択し、癌組織の分離、脱落の目的で藤黄膏（とうおうこう）を外敷する。腐肉がすでに尽きた者には生肌白玉膏（しょうきびゃくぎょくこう）・生肌玉紅膏（しょうきぎょくこうこう）を用いる。

紅升丹『医宗金鑑』：水銀・明礬・火硝各 30g、朱砂・雄黄各 15g、皂礬 18g

白降丹『医宗金鑑』：朱砂・雄黄各 6g、水銀 30g、硼砂 15g、火硝・食塩・明礬・皂礬各 45g

三品一條槍『外科正宗』：砒霜 45g・明礬 60g・雄黄 7.2g・乳香 3.6g

藤黄膏（経験方）：生藤黄粉・白蠟各 120g、胡麻油 500g

生肌白玉膏（経験方）：尿に浸した石膏 90%・炉甘石 10%

生肌玉紅膏『外科正宗』：当帰 60g、白芷 15g、白蠟 60g、軽粉 12g、甘草 36g、紫草 6g、血竭 12g、胡麻油 500g

1　血瘤

定義

血瘤とは体表の血絡が拡張し、縦横に集まって形成された腫瘤である。身体のあらゆる部位にでき、大多数は先天性である。症状としては、病変局部の色は鮮紅か暗紫、局部には柔軟な腫塊があり、辺縁ははっきりしない。触ると海綿体状である。

現代医学の血管瘤に相当し、毛細血管瘤・海綿状血管瘤がある。

病因病機

中医学では心は血脈を主り、脾は統血、肝は蔵血、腎は蔵精作用があり、精血は相互に化生すると考える。血瘤の発病の多くは火邪と密接な関係がある。

1. 腎伏虚火

父母より腎中の伏火を遺伝し、心・肝の火を引導して血行を妄行し、さらに外邪を感受すると瘀結と相まって血瘤を形成する。

2. 心火妄動

過度な疲労は腎陰や津液を消耗し、腎水が心火を制御できず、心火亢盛となり陰血を消耗し離経の血を妄行させ、さらに寒湿邪気を感受すると凝聚するため血瘤となる。

3. 肝火燔灼

鬱怒は肝を傷め、疏泄が過度だと肝火が内動して陰血を焼きつくし、さらに寒湿の邪気を感受すると互いに相まって血瘤を形成する。

4. 脾不統血

脾は気血生化の源で、血液の統摂を司る。脾気虧虚で統摂作用を失調すると血液が経絡を離れる。あるいは脾虚で運化作用が失調し水湿が凝集して痰となり、離経の血と痰が相まって瘀滞して血瘤となる。

診断

1. 毛細血管瘤

多くは出生後１～２ヵ月以内に出現し、５歳くらいで自然と消失していく。顔面や頸部に単発で、あるいは多発する者もいる。症状としては皮膚上に紅い丘疹や小さな紅斑があり、境界ははっきりしており、次第に大きくなっていく。大きさは不特定で、質は軟らかく圧縮し、色は鮮紅色か紫紅色、押すと色は消える。

2. 海綿状血管瘤

質は柔軟で海綿状、局部的に半球形か扁平、皮膚上に高く盛り上がった隆起物となり、腫物には大きな圧縮性がある。身体の向きや位置により違い、下垂したり充満していたり、患肢を高く上げると小さくなったりする。瘤内には顆粒状の静脈石硬結があり、外傷後には出血を起こしやすく、その後感染して、慢性出血性潰瘍を形成する。

弁証論治

○ 内治

1. 心腎火毒証（しんじんかどく）

症状：多くは生まれたばかりの嬰児に発症する。腫塊の大きさは不均衡・色は鮮紅・境界ははっきりしない・痛み、痒みはない・顔色赤・口渇・尿黄・大便乾燥・口舌に口内炎。舌質紅・舌苔薄黄、脈細数。

治法：清心瀉火・涼血解毒

方薬：芩連二母丸（ごんれんにぼがん）『外科正宗』合涼血地黄丸（りょうけつじおうがん）『外科大成』

芩連二母丸：黄芩・黄連・知母・貝母・当帰・白芍・羚羊角・生地黄・熟地黄・蒲黄・地骨皮・川芎各 30g、生甘草 15g

涼血地黄丸：升麻・赤芍・生地黄・黄芩・荊芥・当帰尾・地楡・槐角・黄連・生甘草・天花粉・枳殻を各等分

参考：温清飲（うんせいいん）

当帰・地黄・芍薬・川芎各 3-4g、黄連 1-2g、黄芩 1.5-3g、山梔子 1.5-2g、黄柏 1-1.5g（※厚生労働省 一般用漢方製剤承認基準による）

2. 肝経火旺証（かんけいかおう）

症状：頭面部か大腿部に多発・腫塊は丘疹か結節状・表面は紅色・出血しやすい・情志の失調や鬱怒で脹痛発症・心煩・易怒・口渇・口苦。舌質紅・舌苔微黄、脈弦細数。

治法：清肝瀉火・祛瘀解毒

方薬：丹梔逍遙散（たんししょうようさん）『薛氏医案』合清肝蘆薈丸（せいかんろかいがん）『外科正宗』

丹梔逍遙散（加味逍遙散（かみしょうようさん））：柴胡・当帰・白芍・茯苓・白朮各 9g、炙甘草 4.5g、生姜・山梔子・牡丹皮各 3g、薄荷 1g

清肝蘆薈丸：当帰・生地黄・白芍・川芎各 60g、黄連・海粉・牙皂・甘草・昆布・蘆薈各 15g

3. 脾統失司証（ひとうしつし）

症状：小さい腫塊・境界ははっきりしない・表面の色は紅・下肢に好発・質は柔軟で

出血しやすい・痛みはなし・四肢軟弱・無力感・顔色萎黄・食欲不振。舌質淡・舌苔白か白膩、脈細。

治法：健脾益気・化湿解毒

方薬：順気帰脾丸（じゅんききひがん）『外科正宗』

陳皮・貝母・香附子・烏薬・当帰・白朮・茯神・黄耆・酸棗仁・遠志・人参各 30g、木香・炙甘草各 9g

参考：帰脾湯（きひとう）

人参・白朮・茯苓・酸棗仁・竜眼肉・黄耆各 2-4g、当帰 2g、遠志 1-2g、甘草・木香各 1g、大棗 1-2g、生姜 1-1.5g

（※厚生労働省 一般用漢方製剤承認基準による）

○ 外治

1. 小さな毛細血管瘤や海綿状血管瘤がある場合

五妙水仙膏（ごみょうすいせんこう）をつける。

五妙水仙膏（経験方）：五倍子・石碱・生石灰・黄柏・紫草で軟膏を作る

2. 赤色の腫塊がある場合

清涼膏（せいりょうこう）合藤黄膏（とうおうこう）を外敷して包帯で固定。1 日 1 回薬を交換。

清涼膏（清涼油乳膏）『医宗金鑑』：風化石灰 1 升・清水 4 碗

藤黄膏（経験方）：生藤黄粉 120g・白蠟 120g・胡麻油 500g

3. 血瘤出血がある場合

雲南白薬を傷口に塗りこむ。

2　失栄

定義

失栄とは頚部や耳前後の岩腫のことである。その晩期には気血が欠乏して顔の表情には憔悴がみられ、身体は枝葉の枯れた樹木のように痩せて栄華を失っているため命名された。多くは 40 歳以上の男性に発症する。

現代医学の頚部リンパ結節転移癌や原発性の悪性腫瘍などに相当する。

病因病機

耳の前後は足少陽胆経が循行し、肝と胆は表裏関係にあるため、失栄の発症は肝胆と密接な関係がある。七情内傷により憂思鬱怒が肝の条達作用を失調し、気機がめぐらず**気滞血瘀**となると、頚部にある胆経を阻滞し、腫塊がみられる。あるいは脾虚で運化作用が失調すると水湿津液が凝集して痰となり、**痰瘀臓毒**が少陽・陽明の絡に凝集して本病を発症する。

弁証論治

一般的な症状としてはリンパ結腫大・成長が早い・質が硬い・当初は単発の結節・活動できる。

後期は腫塊の体積が増大・数も増加・ひと塊りになったり、串のように連結する・表面は凹凸・固定して動かない・普段は無痛だが毒邪を感染すると圧痛・日が経つと癌腫が潰れ瘡面から滲出液が出る・凹凸がある・形は湯玉のようで、腫痛は顔、胸、肩、背に拡散する。

○ 内治

1.　気鬱痰結証

症状：頚部や耳前、耳後に硬く大きい腫塊・ひと塊りになる・周囲の組織に張り付き固定する・軽度の刺痛か脹痛・頚項部に引っ張られる感覚・首を回せない・患部の色は暗紅・微熱・胸の痞え感・脇痛・心煩・口苦。舌質紅・舌苔微黄膩、脈弦滑。

治法：理気解鬱・化痰散結

方薬：化痰開鬱方（経験方）

玄参・牡蠣・夏枯草・天竺黄・貝母・胆南星・柴胡・青皮・茘枝核・橘核・鹿含草・半枝蓮・射干を各等分

2. 陰毒結聚証

症状：頸部の堅い腫塊・痛みや脹れはない・腫塊を押すと動く・患部の色は初期は正常・次第に橘皮のような色・畏寒・冷え・食欲不振・軟便。舌質淡・舌苔白膩、脈沈細・弦細。

治法：温陽散寒・化痰散結

方薬：陽和湯『外科証治全生集』

熟地黄 30g、鹿角膠 9g、白芥子 6g、麻黄・姜炭各 2g、肉桂・生甘草各 3g

3. 瘀毒化熱証

症状：頸部の癌腫が慢性化・腫塊の増大が迅速・中央部は軟らかく周囲は硬い・潰破後は滲出液や血液が出る・湯玉のような状態・四肢の浮腫・範囲は顔から胸、肩、背まで広がる・疼痛・発熱・痩せ・頸部の活動不利。舌質紅・舌苔黄、脈数。

治法：清熱解毒・化痰散結

方薬：五味消毒飲『医宗金鑑』合化堅二陳丸『医宗金鑑』

五味消毒飲：金銀花 15g、野菊花・蒲公英・紫花地丁・紫背天葵各 6g

化堅二陳丸：陳皮・半夏各 30g、白茯苓 45g、生甘草・黄連各 10g、白僵蚕 60g

4. 気血両虧証

症状：頸部の腫塊が潰破後に膿血が出る・癒合しづらい・瘡面は蒼白・水腫・肉芽に凹凸がある・微熱・無気力・痩せ。舌質淡・舌苔白か無苔、脈沈細。

治法：補益気血・解毒化瘀

方薬：八珍湯『正体類要』合四妙勇安湯『験方新編』

八珍湯：人参・白朮・茯苓・当帰・川芎・芍薬・熟地黄・甘草各 30g

四妙勇安湯：金銀花・玄参各 90g、当帰 60g、甘草 30g

参考：十全大補湯

人参・黄耆各 2.5-3g、白朮・茯苓・当帰各 3-4g、芍薬 3g、地黄 3-4g、川芎・桂皮各 3g、甘草 1-2g（※厚生労働省 一般用漢方製剤承認基準による）

○ 外治

1. 早期の頸部硬腫で気鬱痰結の場合

太乙膏か天仙子膏外敷。1 日に 1 回交換。

太乙膏『外科正宗』：玄参・白芷・当帰身・肉桂・赤芍・大黄・生地黄・土木鼈各 60g、阿魏 9g、軽粉 12g、柳枝・槐枝各 100 段、血余炭 30g、鉛丹 1200g、乳香 15g、没薬 9g、胡麻油 2500g

天仙子膏（経験方）：天仙子 50g を酢と蜂蜜を半々にしたもので調整する。

2. 早期の頸部硬腫で陰毒結聚の場合

陽和解凝膏、衝和膏を外貼。

陽和解凝膏『外科証治全生集』：新鮮な牛蒡の子根葉梗 1500g、新鮮な透骨草・川芎各 120g、附子・桂枝・大黄・当帰・川烏・肉桂・草烏・地竜・白僵蚕・赤芍・白芷・白蘞・白芨・乳香・没薬各 60g、続断・防風・荊芥・五霊脂・木香・香櫞・陳皮各 30g、蘇合油 120g、麝香 30g、菜種油 5000g

衝和膏『外科正宗』：紫荊皮 150g・独活 90g・赤芍 60g・白芷 30g・石菖蒲 45g を細末にする。

3. 岩腫潰破後

白降丹（はくこうたん）で瘡面に塗り、その上に太乙膏（たいつこう）を上敷。

もし潰れてから時間が経って気血衰敗で瘡面が不鮮の者には、神灯照法を用い、瘡面を陰毒内消散（いんどくないしょうさん）で拭き、その上に陽和解凝膏（ようわげぎょうこう）を外敷。

白降丹『医宗金鑑』：朱砂・雄黄各 6g、水銀 30g、硼砂 15g、火硝・食塩・明礬・皂礬各 45g

陰毒内消散『薬蘞啓秘』：麝香・肉桂・胡椒各 3g、軽粉・腰黄・川烏・穿山甲・阿魏各 9g、丁香・牙皂・良姜・乳香・没薬各 6g、樟脳 12g

第５章のポイント

■概説

1. 定義：瘤と癌について

2. 病因病機：①六淫邪気　②情志鬱結　③臓腑失調　④飲食不節

3. 治療方法

○内治

1）気鬱痰凝証：治法：理気解鬱・化痰散結　方薬：開鬱散／通気散堅丸

2）寒痰凝聚証：治法：温経散寒・化痰散結　方薬：陽和湯／万霊丹

3）気血瘀滞証：治法：活血化瘀・軟堅散結
方薬：活血散瘀湯、散腫潰堅湯

4）毒熱蘊結証：治法：清熱解毒・軟堅散結
方薬：五味消毒飲合当帰蘆薈丸

5）正虚邪実証：治法：益気養血・解毒散結
方薬：保元湯、生脈飲合散腫潰堅湯

■血瘤

1. 定義

2. 病因病機：①腎伏虚火　②心火妄動　③肝火燔灼　④脾不統血

3. 弁証論治

○内治

1）心腎火毒証：治法：清心瀉火・涼血解毒
方薬：芩連二母丸合涼血地黄丸

2）肝経火旺証：治法：清肝瀉火・祛瘀解毒
方薬：丹梔逍遙散合清肝蘆薈丸

3）脾統失司証：治法：健脾益気・化湿解毒　方薬：順気帰脾丸

■失栄

1. 定義

2. 病因病機

3. 弁証論治

○内治

1）気鬱痰結証：治法：理気解鬱・化痰散結　方薬：化痰開鬱方

2）陰毒結聚証：治法：温陽散寒・化痰散結　方薬：陽和湯

3）瘀毒化熱証：治法：清熱解毒・化痰散結　方薬：五味消毒飲合化堅二陳丸

4）気血両虧証：治法：補益気血・解毒化瘀　方薬：八珍湯合四妙勇安湯

第6章

皮膚疾病 ～10病証

●人体の皮膚・粘膜・皮膚付属器に発生する、痒み・斑疹・湿疹・疱疹・癬などの疾病を総称して皮膚疾病という。

皮膚疾病について

皮膚は表皮・真皮・皮下組織から形成されている。

皮膚病は、現在1500種類以上が確認され、そのうち常見病は200〜300種類前後に達しており、中医外科学の重要な内容となっている。

病因病機

皮膚病の病因病機は複雑だが、大きく外因と内因に分類できる。

病因	外因	風・湿・熱・虫・毒
	内因	内傷七情（ないしょうしちじょう）・飲食労倦（いんしょくろうけん）・肝腎虧虚（かんじんききょ）
病機	気血不和	→ 生風・生湿・化燥・化熱・傷陰・致虚・致瘀
	臓腑失調	
	邪毒結聚（けつしゅう）	

1. 風

皮膚病の多くは風邪と密接に関係している。風邪は単独で直接致病するが、他の邪気と合わさって致病することもある。腠理が粗く、衛気不固の場合、風邪が侵入し、皮膚に邪毒が結聚して、内側では疏通を阻み、外側では解表できず、営衛不和・気血失調を引き起こして、皮膚が滋養できず皮膚病を発症する。

風邪の特徴は、起病が早く、出たり消えたりして、場所も固定せず、全身や頭面部に多く見られ、**皮膚の乾燥・落屑（らくせつ）・掻痒**などがみられる。常見の皮損は、**風団（ふうだん）・丘疹・疣目（いぼめ）・落屑**などである。皮膚の色が白く、冷えで発症しやすく、苔薄白・脈浮緊であれば**風寒証**である。また、皮膚に赤みがあり、熱で悪化しやすく、苔薄黄・脈浮数であれば**風熱証**である。

2. 湿

皮膚病では外湿が多いが、外湿と内湿が相合して致病する場合もある。湿邪が皮膚に侵入すると、鬱結して散らず、気血が相交わって**疱疹（ほうしん）・掻痒・滲出液・糜爛**などを発症する。湿邪による皮損では、**多形性の水疱（すいほう）や皮膚糜爛（びらん）**などが、主に**下部や四肢**に現れ、滲出液が多く、**病程も長く、治癒しづらい**。内湿と合わさると、胸悶・消化不良・身体の重だるさ・苔白膩・脈濡緩などの症状を伴う。**寒湿邪**の場合、四肢無力・筋肉痛・四肢末端が冷えやすく蒼白や紫暗色になる・舌苔薄白・脈遅緩などの症状を伴う。

3. 熱

熱は陽邪で、**熱が軽い時は痒み**が出て、熱が旺盛では**痛み**がでやすい。外感の**熱邪**や臓腑の実熱が皮膚に鬱滞すると、熱が外泄できず、肌表を燻蒸（くんじょう）して、皮膚病を発症する。熱・火は同属の陽邪で軽重の区別がある。**火熱の邪気**の性質は炎上を好み、発病は爆発的に早く、蔓延するのも早い。そのため、多くは**人体上部に発症**し、営血を損傷しやすい。熱が旺盛だと**皮膚を灼焼して熱痛**が出るほか、身熱・口渇・便秘・尿赤・舌苔黄・脈数などを伴う。

4. 虫

虫による皮膚病は**多種多様**で、虫の種類により皮損も異なる。まず一つ目は、**疥虫**（かいちゅう）（ヒゼンダニ）による疥瘡（かいそう）、真菌による**手癬**（しゅせん）・**足癬**（そくせん）・**体癬**（たいせん）・**甲癬**（こうせん）など皮膚中の寄生虫が直接致病原因になる。二つ目は、**蚊・カメムシ・ブヨ・シラミ**などに咬まれ、虫の持つ毒素が侵入して引き起こす**アレルギーや皮膚炎**である。このほか、**腸内の寄生虫**によるアレルギーや家禽類の寄生中毒、桑毛虫毒や松毛虫毒などによる皮膚病などが臨床ではよくみうけられる。虫による皮膚病では、**激しい痒み**のほか、**糜爛や伝染**、**局部虫斑**、脘腹（かんふく）疼痛、大便中の虫卵などを伴う。

5. 毒

毒邪による皮膚病には、**食毒・薬物毒・虫毒・漆毒**などがあり、病機は中毒や先天的なアレルギー反応である。毒邪が引き起こす皮膚病は、発病前に「毒」に触れた過去があり、食毒を食したり、薬物毒を内服したり、接触したり、虫に刺されたりした、一定の**潜伏期間の後に発病する**。皮損は**灼紅・腫脹・丘疹・水疱・風団・糜爛**などさまざまな形態がみられ、**痒みや痛みが軽症**では部分的だが、重症では全身におよぶ。発病も急激だが、上述の来源を断つと速やかに改善する。病状が重いと、**皮膚の暴腫・大きな水疱・多量の滲出液・皮膚層の剥脱**などがみられ、さらに悪化すると命の危険もあるため、軽視はできない。

6. 血瘀

皮膚病における重要な病因病機は、主に外感六淫・内傷七情などが気機不暢を引き起こすことによる。気は血の帥で、血は気に従って運行するため、気滞では血凝が起こり、血凝が長引くと瘀血を形成する。血瘀の証候は主に**慢性疾患**で、皮損が**暗い紫紅や青紫色で、皮膚の甲錯**（こうさく）**・色素沈着・瘀斑**（おはん）**・肥厚**（ひこう）**・結節**（けっせつ）**・腫塊**（しゅかい）**・瘢痕**（はんこん）・舌質紫で瘀点がある・脈弦渋などが特徴である。

7. 血虚風燥

多種の**慢性皮膚病**の原因としては、まず長期の皮膚搔痒から寝食不安となり、脾虚で食欲が減退、脾胃の健運作用が失調し、陰血の化源を失い、血虚生風化燥（けっきょしょうふうかそう）となる；または、風湿邪気が鬱滞して火熱化し、陰血を傷め陰血虧虚（いんけつききょ）から、血虚風燥となる；あるいは、もともとの虚弱体質により、血虚風燥に到るなどが考えられる。

血虚では肌膚を濡養できないため、血虚生風化燥になると、風邪が肌膚に逗留しやすく、**皮膚の乾燥感・落屑・掻痒・粗糙**などを引き起こしやすい。臨床では、**病程は比較的長く、皮損は乾燥・肥厚・粗糙・落屑・掻痒**などが特徴で、ふらつき・めまい・顔色蒼白・舌苔薄・脈濡などを伴う。血虚風燥証は、牛皮癬・白疕・慢性湿疹・風掻痒・魚鱗病などの慢性皮膚疾患によくみられる。

8. 肝腎不足

臓腑の失調も皮膚病における重要な病因病機の一つで、特に肝腎不足が多見される。肝は蔵血を司り、目に開竅し、筋を司り、その華は爪にあり、青に属する。腎は蔵精を司り、先天の本で生殖・発育の源であり、耳に開竅し、その華は髪にあり、色は黒である。肝血虚では、**爪が失養して肥厚・乾燥し、脆くなる**。肝虚血燥では筋気が失養し疣目となる。肝経火鬱血滞では血痣となる。腎精不足で髪が失養すると、毛髪が乾燥して抜けやすい。腎虚では、本色が現れ、**顔色に肝斑（黧黒斑）**がみられる。

肝腎不足による皮膚病の特徴は、ほとんどは**慢性**で、皮損は**乾燥・肥厚・粗糙・落屑や毛髪の枯槁や脱毛、色素沈着**となり、疣目・血痣などを伴う。また病気の発生や発展は、同患者の生長・発育・妊娠・月経などと関連が深い。また全身症状では、めまい・ふらつき・耳鳴り・顔面の烘熱・腰膝酸軟・失眠・多夢・遺精・舌質紅で少津・舌苔少か剥脱・脈弦細など肝腎陰虚の症状を伴うこともある。また顔色が淡白・畏寒・寒がり・四肢が温まらない・腰膝酸軟・頭昏・耳鳴・陽痿・舌苔白・舌体胖大で歯痕がある・脈沈細など腎陽不足を伴う場合もある。

診断方法

皮膚病の発病過程では、往々にして単一の原因ではなく２つ以上の病因が共同で作用するため、弁証ではまず、病状を子細に調べ、四診・八綱弁証などを運用して情報を収集し、その後の経過などを総合的に判断して、真仮を区別し、病気の本質を理解して、正確な結論を出すべきである。

1. 皮膚病の常見症状の弁証

皮膚病の過程では、一連の自覚症状や他覚症状が起こり、これが皮膚病の弁証や診断の重要な根拠となっている。

自覚症状	掻痒　疼痛　灼熱感・蟻行感・麻木感	
他覚症状	原発性皮損	斑疹　丘疹　風団　結節　疱疹　膿疱
	継発性皮損	鱗屑　糜爛　潰瘍　痂　すり傷　皸裂　苔癬化 色素沈着　萎縮

1）自覚症状

皮膚病の自覚症状から、皮膚病の性質・病状の軽重・患者の体質などの個体差を見極める。最も常見の症状は掻痒・疼痛で、他にも灼熱感・麻木・蟻行感（蟻が這うような感覚）などがある。

①掻痒

原因は多種にわたるが、主に**風邪**との関係が深い。一般的に急性皮膚病の掻痒は多くは**外風**に起因し、症状は不安定で、広範にわたり、起病も迅速な特徴があり、風寒・風熱・風湿熱の違いがある。

風寒による掻痒では、**寒**で悪化し、皮疹は白く、畏寒・脈浮緊などを伴う。**風熱**では、皮疹は紅く、**熱**により悪化し、悪風・口渇・脈浮数などを伴う。**風湿熱**では、掻き壊すと滲出液が出て、水疱や苔癬などがみられる。このほか、営血有熱による掻痒では、皮損は紅く灼熱感があり、丘疹・紅斑・風団がみられ、痒みは激烈で、掻き壊すと出血し、心煩不安・舌質紅絳・脈細数などを伴う。

慢性皮膚病の掻痒は複雑で、**寒・湿・痰・瘀・虫淫・血虚風燥**などが原因となる。寒証では、寒邪の侵入のほか、脾腎陽虚により内寒が生じ掻痒の症状以外にも、全身や四肢の冷え・腹脹・軟便・腰膝酸痛を伴い、皮疹は紅いが発熱症状はみられず、あるいは寒性結節や潰瘍などもみられる。湿熱による慢性湿疹では、滲出液や水疱がみられる。痰邪では常に結節となる。瘀血では、紫斑や色素沈着がみられる。瘀血に湿熱を挟むと痒みは激烈で、皮損では固い結節がみられ、治りづらい。虫淫性掻痒の多くは伝染性で、虫や蟻が這いまわる感覚があり、痒みが次第に耐えられなくなる。血虚風燥では血痂や落屑、皮膚の裂溝や苔癬化がみられる。

②疼痛

皮膚疼痛は一般的に、**寒邪・熱邪・痰凝血瘀**などが原因で経絡が不通となり、「通則不痛、痛則不通」による。寒証疼痛では、局部が青紫・痛みは寒で悪化・温めると緩解が特徴である。熱証疼痛の皮損では、紅腫・発熱・疼痛がみられる。痰凝血瘀（たんぎょうけつお）では痰核結節・青紫の瘀斑・疼痛の位置が固定などの症状がみられる。このほか、比較的重い皮膚病の後期や高齢者・虚弱者、気血虚衰の帯状疱疹患者など虚証で気滞血瘀がある場合、皮損が治癒した後も後遺症として激烈な痛みが残りやすい。

③灼熱感・蟻行感・麻木感

これらは、皮膚病における局部の特殊な自覚症状である。灼熱感は**熱邪**の蘊結（うんけつ）や**火邪**の熾盛（しせい）により、肌が火で炙られるような感覚で、急性皮膚病でよくみられる。蟻行感は掻痒感に非常に近いが、掻痒感より程度は軽い。**虫淫**や**気血失和**でよくみられる。麻木感は特殊な皮膚病である麻風病や慢性皮膚病の後期などにみられる麻木の症状である。一般的に麻木は、**血虚**か**湿痰瘀血阻絡**（しつたんおけつそらく）などで経脈を失養したり、気血が凝滞して経絡が不通になり起こることが多い。

2）他覚症状

皮膚病の他覚症状では、患部の皮膚の損害状況が最も大切な診断意義となる。皮膚損害を皮疹ともいい、皮膚や粘膜に発症し、病変には一定の形態があるので、これらの基本的な損傷の特徴を理解することが、皮膚病の診断や弁証論治において最も重要である。

（1）原発性皮損

原発性皮損とは、皮膚病の過程において直接発症したり、初めて現れる皮損のことで、斑疹・丘疹・風団・結節・疱疹・膿疱などがある。

①斑疹（はんしん）

皮膚の色が明らかに部分的に変化するが、隆起も陥没もない。皮損の面積が大きいものを斑片といい、紅斑・色素沈着斑・色素減退斑に分類される。紅斑を圧すと色が退くものは血熱に属し、色が退かないものは血熱を除いて血瘀を兼ねる。紅斑がまばらなものは熱が軽度で、密集しているものは熱が重い。紅に紫を帯びるものは熱毒熾盛である。紅斑は丹毒や薬毒で常見である。色素沈着斑は、例えば黄褐斑（おうかつはん）で、肝腎不足・気血瘀滞による。色素減退斑は、気血凝滞や血虚兼風邪が原因で、白駁風（はくばくふう）が常見である。

②丘疹（きゅうしん）

皮膚表面が小型の丘状に盛り上がった皮疹で、一般的に直径は0.5㎝以下、多くは風熱や血熱が原因である。丘疹は数も一定ではなく、散在している。また互いに融合した扁平隆起の片状皮損を**斑塊**（はんかい）と呼ぶ。丘疹の頂点が扁平状のものを**扁平丘疹**（へんぺいきゅうしん）と呼び、牛皮癬・接触性皮膚炎・湿疹などでみられる。斑疹と丘疹の中間のような、やや隆起がある皮損を**斑丘疹**（はんきゅうしん）という。丘疹の頂点に小水疱や膿疱があるものを**丘疱疹**（きゅうほうしん）、**丘膿疱疹**（きゅうのうほうしん）という。

③風団（ふうだん）

皮膚上にある局部的な水腫隆起のことで、突然発症し、急速に消退する。痕跡は残らず、発症時は痒みが激しい。皮疹は紅色と白色があり、紅色は**風熱**、白色は**風寒**による。**癮疹**（いんしん）で常見である。

④結節（けっせつ）

大きさは不定で、境界がはっきりした実質性の損傷で、質は固く、皮下に深く、皮面も盛り上がっている。多くは**気血凝滞**により起こり、結節性紅斑（けっせつせいこうはん）などで常見である。

⑤疱疹（ほうしん）

内側に液体を含む腔隙間があり、皮面が盛り上がった皮損である。水疱内に血様の液体を含むものを**血疱**と呼ぶ。水疱は白色で、血疱は紅色か紫紅色である。疱疹の疱壁は一般的に薄くて破れやすい。破れた後は糜爛を形成し、乾燥後に結痂・脱屑となる。疱疹は常に紅斑上に発症し、多くは**湿熱**か**熱毒**により起こる。湿疹・接触性皮膚炎・虫刺されで常見である。

⑥膿疱（のうほう）

疱内に膿液を含み、色は混濁か黄色で、皮膚周辺は紅暈、破れた後は糜爛を形成し、膿液を滲出して膿のある結痂（けっか）となる。多くは**湿熱**か**熱毒熾盛**により起こり、膿疱疹（のうほうしん）で常見である。

（2）継発性皮損

原発性皮損を掻き壊したり感染したり、治療処理や皮損の修復中にみられる症状で、鱗屑（りんせつ）・糜爛・潰瘍・痂・すり傷・ひび割れ・苔癬化・傷痕・色素沈着・皮膚萎縮などがみられる。

①鱗屑

表皮の角質層の脱落で、大きさや厚さは不定、小さいものは粃糠様（細かい米ぬか状）、大きいものになると直径数ミリかそれ以上の片状となる。急性病後によくみられ、多くは**余熱**の残留が原因となる。慢性病の場合は、多くは**血虚生風**や**生燥**など皮膚が濡養を失った状態である。

②糜爛

局部的な表皮の欠損で、疱疹や膿疱の破裂、痂皮の脱落など、露出した紅色の湿潤面のことである。多くは**湿熱**により起こる。糜爛は損害が比較的浅く、癒合も早く、傷跡も残らない。

③潰瘍

皮膚・粘膜深層の真皮・皮下組織の局部的な欠損のことである。潰瘍の大きさは不定で、瘡瘍面には膿液・漿液・血液などがみられ、基底には壊死した組織もみられる。多くは**熱盛肉腐**が原因で、常見では瘡癤や外傷の感染病毒などの後で潰瘍ができ、癒合後も傷跡が残りやすい。

④痂

皮膚損害部位の滲液・滋水・滲血・膿液と脱落組織や薬物が混合して乾燥した後に形成される痂のこと。膿痂は**熱毒未清**、血痂は**血熱絡傷・血溢所結**、滋痂は**湿熱**が原因となる。

⑤すり傷（抓痕）

表皮をかき壊したり、擦れたために形成された線状の損害で、表面には血痂が形成され、皮膚の掻痒があり、多くは**風盛**か**内熱**により起こる。

⑥ひび割れ（皸裂）

皮膚上の線状の裂溝で、多くは**血虚風燥**により起こる。足白癬の足の裏の角質が肥厚して硬くなる角化型白癬で常見である。

⑦苔癬化

皮膚が肥厚・粗糙、皮紋が深く広がり、乾燥して局部的に境界がはっきりとした大片や小片の損害で、ある種の慢性掻痒性皮膚病の主要表現であり、多くは**血虚風燥・肌膚失養**による。

⑧色素沈着

皮膚中の色素の増加により起こる。多くは褐色・暗褐色・黒褐色となる。色素沈着には黄褐斑・黒変病のような原発性皮損があり、**肝火**や**腎虚**により起こるものが多い。また、慢性皮膚病後期の局部の皮膚色素沈着のような継発性皮損もあり、その多くは**気血失和**により起こる。

⑨萎縮

皮膚の構成成分が減少し、薄くなる特徴がある。表皮の萎縮では、皮膚は半透明な羊皮紙のようで、皮紋は浅くなるか消失して、皮下にある血管がはっきり見える。真皮や皮下脂肪が萎縮すると、皮膚は局部的に陥没し、皮紋は変わらない。ある種の慢性皮膚病の皮損で常見で、主に**気血両虚・営衛失和・肌膚失養**により起こる。

2. 皮膚病の性質

臨床表現によって皮膚病の性質は主に、急性・慢性に分類できる。ほとんどの急性は実証で、慢性は虚証となる。

1）急性皮膚病

発病は急で、皮損の臨床表現は**紅・熱・丘疹・疱疹・膿疱・糜爛で、滲液**や**膿液**がみられる。発病原因は主に、**風・湿・熱・毒**など**実証**である。内臓との関係では、一般的に肺・脾・心と密接で、『黄帝内経』に「**諸痛痒瘡は、皆心に属する**。心は熱を司り、火化して熱が旺盛だと痛みとなり、熱が微かでは痒みとなる」とある。また『諸病源候論』に「肺は気を司り、皮毛に合する。脾は肌肉を司る。気虚では腠理（そうり）が開き、風湿の邪気が乗じる。内熱では脾気が温煦され、脾気が温まると肌肉に熱が生じる。湿熱が相交わり、頭面や全身に瘡を生じる。」とある。

2）慢性皮膚病

多くは発病が緩慢で、皮損表現は**苔癬化、色素沈着、ひび割れ、鱗屑**などがみられ、脱毛・手足の爪の変化などを伴う。発病原因は主に、**血瘀・営血不足・肝腎虧損・衝任不調**など虚証が中心となる。内臓との関係では、一般的に肝・腎と密接である。肝は蔵血を司り、血虚により生風・生燥となって皮膚の濡養が失われ発病する。腎は蔵精を司り、黒は腎に属しているため、腎精不足では、皮膚の色素が変化し脱毛などが発症する。

治療方法

皮膚病の病因病機・皮損の特徴・患者の体質・病状の軽重を考慮し、弁証論治によって内治・外治を合わせた治療原則に沿って、一日も早い健康回復を目的とする。しかし皮膚病とは、全身性の病気が皮膚上に表れたもので、様々な病気が影響している。逆に皮膚上の局部的な刺激も全身に影響を与える。中医学で皮膚病を治療する場合、「外を治療するには必ず内にある本を求める」と局部も整体もともに重視する。中医学での皮膚病の治療方法は、内治・外治に分類される。臨床では患者の体質や病状、異なる致病素因や皮損形態などを根拠に、内治・外治の法則を推定する。

○ 内治法

1. 祛風法

治法	適応証	方剤	常用薬
疏風清熱	風熱証	銀翹散・桑菊飲・消風散	荊芥・防風・蝉退・牛蒡子・金銀花・連翹・桑葉・菊花・黄芩・生地黄・山梔子
疏風散寒	風寒証	麻黄湯・麻黄桂枝各半湯	麻黄・桂枝・羌活・防風
祛風勝湿	風湿証	十味敗毒湯・独活寄生湯	細辛・防風・独活・桑寄生・秦艽
駆風潜鎮（くふうせんちん）	風邪久羈証（ふうじゃきゅうき）	釣藤散・天麻鈎藤飲	血虚肝旺や疣類：烏梢蛇・蝉退・白僵蚕・全蝎 皮膚病からくる神経痛：牡蠣・磁石・珍珠母・石決明・釣藤鈎・白芍

2. 清熱法

治法	適応証	方剤	常用薬
清熱解毒	実熱証	茵蔯蒿湯・竜胆瀉肝湯・萆薢滲湿湯	金銀花・蒲公英・連翹・黄連・黄芩・山梔子・黄柏・板藍根
清熱涼血	血熱証	犀角地黄湯・化斑解毒湯	山梔子・黄連・赤芍・牡丹皮・槐花・鮮地黄・紫草

3. 祛湿法

治法	適応証	方剤	常用薬
清熱利湿	湿熱証・暑湿証	黄連解毒湯・五味消毒飲	茵蔯蒿・車前子・山梔子・萆薢・生薏苡仁・滑石
健脾化湿	脾湿証	胃苓湯	蒼朮・厚朴・陳皮・生薏苡仁・藿香・佩蘭
滋陰除湿	滲利傷陰証	滋陰除湿湯	生地黄・当帰・玄参・茯苓・沢瀉・黄柏

4. 潤燥法

治法	適応証	方剤	常用薬
養血潤燥	血虚風燥証	四物湯・当帰飲子	熟地黄・当帰・川芎・白芍・女貞子・何首烏・胡麻
涼血潤燥	血熱風燥証	涼血消風散	生地黄・牡丹皮・当帰・丹参・槐花・白茅根・紫草・生石膏

5. 活血法

治法	適応証	方剤	常用薬
理気活血	気滞血瘀証	桃紅四物湯・通絡活血方	当帰尾・赤芍・桃仁・紅花・香附子・青皮
活血化瘀	瘀血凝結証	通竅活血湯・血府逐瘀湯	川芎・桃仁・紅花・牛膝・水蛭

6. 温通法

治法	適応証	方剤	常用薬
温陽通絡	寒湿阻絡証	桂枝茯苓丸・桃紅四物湯・通絡活血方	当帰尾・赤芍・桃仁・紅花・香附子・青皮
通絡除痹	寒凝皮痹証	通竅活血湯・血府逐瘀湯	川芎・桃仁・紅花・牛膝・水蛭

7. 温通法

治法	適応証	方剤	常用薬
消痰軟堅	痰核証	海藻玉壺湯	半夏・貝母・陳皮・青皮・海藻・昆布
活血軟堅	瘀阻結塊証	桂枝茯苓丸・活血散瘀湯	当帰・川芎・赤芍・桃仁・三棱・莪朮

8. 補腎法

治法	適応証	方剤	常用薬
滋陰降火	陰虚内熱証・肝腎陰虚証	知柏地黄湯・大補陰丸	生地黄・玄参・麦門冬・山茱萸・亀板・女貞子・旱蓮草・知母・黄柏
温補腎陽	瘀阻結塊証	八味地黄丸・右帰丸	肉桂・附子・枸杞子・菟絲子・巴戟天・仙茅根・淫羊藿

○ 外治法

皮膚病の多くは皮膚や粘膜で起こるので、各種の外治法によって患者の自覚症状を軽減し、皮損を迅速に消退させる。皮膚病によっては外治法だけで治療目的を達成できるので、非常に重要な治療法である。外治法を用いる場合、同じ皮膚病でも皮損状況が異なれば、外治方薬も異なる。異なる皮膚病においても、皮損状況が同じであれば、治療方法も同一である。そのため、外治法の基本原則を理解し、臨床では柔軟に運用すべきである。皮膚病の外治法では、薬物外治と非薬物外治に分けられるが、本章では薬物外治療法を記載する。

1. 外用薬物の剤型

1）溶液

消毒・止痒・消腫・収斂・清熱解毒の作用がある。急性皮膚病で滲出液が多い場合や、膿性分泌物が多い皮損、軽度の痂皮損がある場合に適する。

湿布や熏洗などで、単味薬か一定濃度の複方加水煎で煎じ滓を除いた溶液を用い、苦参・黄柏・馬歯莧・生地楡・野菊花・蒲公英・甘草などの煎出液や10％黄柏溶液、生理食塩水などを常用する。溶液剤による湿布は皮膚病で常用の治療法で、急性の紅腫・滲出・糜爛・浅表潰瘍などに適する。薬液を浸透させた消毒用ガーゼを、薬液が垂れない程度に患部に5～6層敷き、1～2時間に1回交換する。滲出液が多くない場合は、4～5時間に1回交換でもよい。

2）粉剤（散剤）

保護・吸収・蒸発・乾燥・止痒の作用がある。無滲液性の急性、亜急性炎症性皮膚病に適する。単味か複数の薬を細末にした製剤で、常用では、青黛散・六一散・九一丹・滑石粉・止痒扑粉などがある。用法は、毎日3～5回患部に軽くはたいてつける。

3）洗剤（混懸剤・懸垂剤）

清涼止痒・保護・乾燥・消斑解毒の効能がある。粉剤と水を混合した製剤で、適応症は粉剤と同様である。長期間置くと不溶薬物が沈殿するため、使用時はよく振ってから使う。常用薬物では、三黄洗剤・炉甘石洗剤・顛倒散洗剤・痤瘡洗剤などがある。止痒には1％薄荷脳・樟脳・氷片を加える。殺菌には10％九一丹か5～10％硫黄を加える。小児の顔面上の広範な皮損や、冬期には薄荷脳や樟脳などは使わない。

4）酊剤（チンキ剤）

収斂散風（しゅうれんさんふう）・殺菌・止痒の作用がある。脚湿気（きゃくしつき）・鵝掌風（がしょうふう）・体癬（たいせん）・牛皮癬（ぎゅうひせん）などに適した、薬物を75％エタノールや白酒に漬け、密封して7～30日後にろ過した酒浸剤（または酢に漬けた酢浸剤）である。常用では、複方土槿皮酊、1号癬薬水などがある。用法は、綿棒などに薬液を滲み込ませ、毎日1～3回、直接皮損部に外塗する。使用後は、皮膚の焼灼や激痛を伴う場合もあるため、急性炎症性の皮膚病で、皮が破れ糜爛となった場合や、頭面部・陰部・皮膚の薄い部分などには禁忌である。

5）油剤

潤沢保護・解毒収斂・止痒生肌の作用があり、亜急性皮膚病の糜爛・滲出・鱗屑・膿疱・潰瘍などに適する。油剤には、薬物を植物油で揚げた油剤と、薬粉を植物油や薬油と合わせて糊状にした油調剤がある。常用薬物には、蛋黄油・紫草油・青黛散油・三石散油などがある。常用の植物油には、胡麻油・菜種油・花生油・茶油などがあり、中では清涼潤膚の効能がある胡麻油が最もよい。用法は、毎日2～3回患部に塗り付ける。

6）軟膏

保護・潤滑・殺菌・止痒・去痂の作用があり、慢性皮膚病の結痂・皸裂・苔癬化などに適する。軟膏とは、薬物を研磨して細末にし、ワセリン・ラノリン・豚脂・蜂蜜・蜜蝋などを基剤とした半固体状の剤型である。常用薬物では、青黛膏・瘋油膏・5％硫黄軟膏などがある。用法は毎日２～３回患部に塗る。あるいは軟膏を塗ったガーゼを患部にあて、包帯などを巻き付ける。また、痂がはがれるときは厚めに塗る。皸裂・苔癬化に使用するときは、熱烘（ねつこう）療法を加えると効果が上がる。滋水が多いとき、糜爛が重いときは、軟膏は適さない。

2. 外用薬物の使用原則

1）病状の段階による用薬

皮膚炎の急性段階：紅斑・丘疹・水疱で無滲液：洗剤・粉剤・乳剤
　　　　　　　　　大量の滲液か明らかな紅腫：溶液湿布

皮膚炎亜急性段階：滲液や糜爛が少なく、紅腫も軽減、鱗屑・結痂がある：油剤

皮膚炎の慢性段階：浸潤・肥厚・角質化が進んだ段階：軟膏

外用薬剤型選択応用表

皮膚損害	選択剤型
丘疹　風団　抓痕	洗剤
斑	洗剤・軟膏
水疱　膿疱	粉剤・洗剤
結節　皸裂　苔癬化	軟膏
痂　鱗屑	油剤・軟膏
糜爛	滲液が多い：溶液湿布、滲液が少ない：油剤

2）感染に注意する

感染した場合は、まず清熱解毒・抗感染製剤で感染をコントロールし、その後皮損に適した剤型を選択する。

3）用薬の性質は、最初は穏やかに、次第に強めていく

最初は比較的温和な性質の薬物を使う。特に子供や女性には刺激が強く濃度の濃い薬物は使用しない。顔や陰部には刺激性の強い薬物は慎重に用いる。

4）用薬の濃度は、最初は薄く、次第に濃くしていく

まず濃度の低い製剤を使い、病状によっては濃度を高めていく。一般的に急性皮膚病では用薬は性質の温和な製剤を用い、頑固性の慢性皮損では、刺激性が強く、濃度も高めなものを使うこともある。

5）随時アレルギー反応に注意する

一旦アレルギー反応が出た場合、即刻現在の治療を中止し、適切な処置を行う。

6）軟膏を外用する際の注意事項

患部に２度目に軟膏を塗布する際は、コットンに植物油かパラフィン油を滲み込ませて、最初に塗った軟膏を軽く拭い去った後に、軟膏を塗るようにする。揮発性の油や石鹸、温水での洗浄は一切避ける。

3. 針刺

体針と耳針には、止痒・止痛・鎮静・安眠・消炎・毛髪の生長促進・血管の拍動や内分泌系の乱れを調節する作用がある。体針の常用穴位は、上肢の曲池(きょくち)・列缺(れっけつ)・合谷(ごうこく)、下肢の血海(けっかい)・陰陵泉(いんりょうせん)・三陰交(さんいんこう)、躯幹部の肺兪(はいゆ)・心兪(しんゆ)・膈兪(かくゆ)・脾兪(ひゆ)など、耳針では、肺・皮質下・神門(しんもん)・腎上腺・交感などがあり、他にも病変に相応する穴位がある。針刺の手法は、提插法(ていそうほう)で刺激を加え、15～20分ほど置鍼、これを1日1回行う。耳針では、捻転した後20分ほど置鍼し、これを1日1回行う。湿疹・癮疹(いんしん)（蕁麻疹）・牛皮癬(ぎゅうひせん)（神経性皮膚炎）などに適する。梅花鍼（九星鍼）では15～20分ほど軽く叩く。これを2日に1回行う。油風(ゆふう)（円形脱毛症）・局部的な神経性皮膚炎（牛皮癬）に適する。

予防と保養

1. 予防

①衛生面に注意する

②修養を積み、風紀の乱れに染まらない。

③伝染性皮膚病では隔離治療を行う。

2. 保養

①病気にかかったときは、精神的に平静に保ち、飲食は清淡にして、身体の回復に努める

②アレルギー性疾病では、刺激物や生ものを口にしないよう心がける。

③薬物アレルギーがみられたら、一切の薬物治療を禁止し、適切な病院で治療を受ける。

④皮膚が乾燥する場合は、皮膚病を悪化させないように、シャワーや洗いすぎに注意する。

⑤スキンケア用品は特に小児用など適切なものを選び、広告宣伝に踊らされない。

1　熱瘡（単純疱疹）

定義

熱瘡（ねつそう）とは、発熱や高熱の過程で皮膚と粘膜の境界部に起こる急性疱疹性の皮膚病のことである。現代医学の単純疱疹（ヘルペス）に相当する。特徴は、皮損では水疱が群生し、相互に融合するものもある。多くは一週間前後で治癒するが、再発しやすい。

本病の多くは、感冒・猩紅熱・瘧疾などの高熱患者に発症し、口唇・鼻の周辺・頬・外陰部など皮膚と粘膜の境界部にできやすい。

病因病機

外感風温熱毒が肺・胃二経を阻み、皮膚に蘊蒸して発症する。または、肝経湿熱が下注し、陰部を阻滞して発症する。あるいは、熱病を繰り返し発症し、津液を消耗して陰虚内熱を起こし発症する。発熱・日焼け・月経来潮・妊娠・胃腸機能の障害などが誘発要素となる。

弁証論治

本病は、**清熱解毒養陰**が主要な治療方法で、初感染者は清熱解毒、繰り返し再発する者は扶正祛邪の併用が中心となる。

○ 内治

1. 肺胃熱盛証（はいいねっせいしょう）

症状：群集性の水疱・灼熱感・痒み・軽度の全身症状・心煩鬱悶（しんはんうつもん）・大便乾燥・尿黄・舌質紅・舌苔黄・脈弦数。

治法：疏風清熱

方薬：辛夷清肺飲（しんいせいはいいん）『外科正宗』合竹葉石膏湯（ちくようせっこうとう）『傷寒論』

辛夷清肺飲：辛夷 1.8g、黄芩・山梔子・麦門冬・百合・石膏・知母各 3g、甘草 1.5g、枇杷葉 3 片（去毛）、升麻 0.9g

竹葉石膏湯：石膏 50g・麦門冬 20g・粳米 10g・半夏 9g・竹葉・人参・甘草各 6g

2. 湿熱下注証（しつねつげちゅうしょう）

症状：外陰部の疱疹・灼熱疼痛・痒み・水疱は破れて糜爛になりやすい。また発熱・尿赤・尿頻・尿痛を伴う・舌苔黄・脈数。

治法：清熱利湿

方薬：竜胆瀉肝湯『蘭室秘蔵』加板藍根・紫草・延胡索

竜胆草・黄芩・山梔子・沢瀉各 3g、木通・車前子・当帰・生地黄・柴胡・甘草各 1.5g

3. 陰虚内熱証

症状：間歇性発疹・繰り返して治りづらい・口唇の乾燥・午後の微熱・舌質紅・舌苔薄・脈細数。

治法：養陰清肺

方薬：増液湯『温病条弁』加板藍根・馬歯莧・紫草・石斛・生薏苡仁

玄参 30g、麦門冬・生地黄各 24g

○ 外治

1. 初感染者

局部をアルコール消毒し、三棱針か 5 号注射針で疱液を出す。

2. 局部の外用薬

清熱・解毒・燥湿・収斂を主に、紫金錠磨水を塗り込む、または金黄散蜂蜜を外敷する、あるいは青吹口散油膏・黄連膏を塗る。毎日 2 ～ 3 回行う。

紫金錠（玉枢丹）『鶴亭集』：山慈菇・五倍子各 150g、大戟 75g、雄黄・朱砂各 50g、麝香 9g

金黄散『医宗金鑑』：大黄・黄柏・姜黄・白芷各 2500g、南星・陳皮・蒼朮・厚朴・甘草各 1000g、天花粉 5000g

青吹口散（経験方）：石膏・煅人中白各 9g、青黛・氷片各 3g、黄柏 2.1g、薄荷・黄連各 1.5g、炒月石 18g

黄連膏『医宗金鑑』：黄連・黄柏・姜黄各 9g、当帰 15g、生地黄 30g

2 蛇串瘡（帯状疱疹）

定義

蛇串瘡とは、皮膚上に現れる帯状の集簇性水疱で、焼けるような激しい痛みがある急性疱疹性の皮膚病である。現代医学の帯状疱疹に相当する。特徴は、紅斑、水疱、丘疱疹が玉串のように連なり、帯状に配列される。身体の片側の周囲神経部位に沿って発症するため、局部の刺痛とリンパ結腫を伴う。治癒後に再発する患者は少なく、何度も再発する方は極端に少ない。成人になってから発症しやすく、特に高齢になるほど症状は重い。多くは胸脇部に発症するため、纏腰火丹、火帯瘡、蛇丹、蜘蛛瘡とも呼ばれる。

病因病機

ストレスや情志の失調から肝気鬱結となり、長期化すると鬱火となって、肝経に火毒がこもり、さらに風邪が頭面部に入り込んで発症する。または、湿邪が侵入し、陰部や下肢に下注する。あるいは火毒が旺盛だと躯幹部に発症する。

高齢者や体質虚弱者は血虚肝旺が多く、湿熱毒邪がこもりやすいため、気血が凝滞し、経絡を塞ぐ。不通則痛により激しい痛みが現れ、病気も長引きやすい。

本病の初期は湿熱火毒が主となるが、後期になると正虚血瘀に湿邪が絡み発症する。現代医学では帯状疱疹と水痘は同一のウィルスにより発症する異なる疾病と考えられている。

弁証論治

本病の治療原則は、清熱利湿・行気止痛である。初期は清熱利湿、後期は活血通絡止痛が治療の中心で、体質虚弱者は、扶正祛邪と通絡止痛の併用が必要である。

○ 内治

1. 肝経鬱熱証

症状：皮損は鮮紅色で灼熱刺痛・疱壁は緊張・口苦・咽喉乾燥・心煩・易怒・大便乾燥・尿黄・舌質紅・舌苔黄か黄厚・脈弦滑数。

治法：清泄肝火・解毒止痛

方薬：竜胆瀉肝湯加減『蘭室秘蔵』
竜胆草・黄芩・山梔子・沢瀉各 3g、木通・車前子・当帰・生地黄・柴胡・甘草各 1.5g

加減：もし、熱が強い場合、紫草・板藍根・延胡索を、頭面部に発症した場合、牛蒡子・野菊花を加える。血疱がある場合、水牛角粉・牡丹皮を加える。痛みが強い場合、乳香・没薬を加える。

2. 脾虚湿蘊証

症状：皮損の色は淡く、痛みも明確でない・疱壁は弛緩・口渇なし・食欲不振・腹脹・時に軟便・舌質淡か正常・舌苔白か白膩・脈沈緩か滑。

治法：健脾利湿・解毒止痛

方薬：除湿胃苓湯加減『医宗金鑑』

蒼朮(炒)・厚朴(姜炒)・陳皮・猪苓・沢瀉・赤茯苓・白朮(土炒)・滑石・防風・山梔子(生研)・木通各 3g、肉桂・甘草各 1g

加減：下肢に発症した場合、牛膝・黄柏を加える。水疱が大きく複数の場合、土茯苓・萆薢・車前草を加える。

参考：胃苓湯

蒼朮・厚朴・陳皮・猪苓・沢瀉・芍薬・白朮・茯苓各 2.5-3g、桂皮 2-2.5g、大棗 1-3g、生姜・甘草各 1-2g、縮砂・黄連各 2g

（※厚生労働省 一般用漢方製剤承認基準による）

3. 気滞血瘀証

症状：皮疹が軽減・消退後も局部の痛みが続く・耐え難い痛みが放射状に広がる・横になれない・ひどいと数ヵ月続く・舌質暗・舌苔白・脈弦細。

治法：理気活血・通絡止痛

方薬：柴胡疏肝散『証治準縄』合桃紅四物湯『医宗金鑑』

柴胡疏肝散：柴胡・陳皮各 6g、川芎・香附子・枳殻・芍薬各 4.5g、甘草 1.5g

桃紅四物湯：熟地黄・白芍・当帰各 12g、川芎・桃仁各 6g、紅花 3g

参考：四逆散

柴胡 2-5g、芍薬 2-4g、枳実 2g、甘草 1-2g

桂枝茯苓丸

桂枝 3-4g、茯苓 4g、牡丹皮 3-4g、桃仁・芍薬各 4g

（※厚生労働省 一般用漢方製剤承認基準による）

○ 外治

1. 初感染者

二味抜毒散調濃茶水を塗り込む。または玉露膏を外敷する。あるいは、双柏散、三黄洗剤・清涼乳剤（胡麻油に飽和石灰水上清液を加え、充分に攪拌して乳液状にしたもの）を毎日 3 回塗り込む。あるいは、鮮馬歯莧・野菊花葉・玉簪花葉を砕いて外敷する。

二味抜毒散『医宗金鑑』：雄黄・明礬各等分

玉露膏：玉露散 2/10 ＋ワセリン 8/10

玉露散（経験方）：根茎を去った芙蓉葉を適量細末にする

双柏散（経験方）：側柏葉・大黄各 60g、黄柏・薄荷・沢蘭各 30g

三黄洗剤（経験方）：大黄・黄柏・黄芩・苦参各 10-15g

2. 水疱が破れた後

黄連膏（おうれんこう）・四黄膏（しおうこう）・青黛膏（せいたいこう）を塗る。壊死がある場合、九一丹（くいちたん）か海浮散（かいふさん）に薬を変える。

黄連膏『医宗金鑑』：黄連・黄柏・姜黄各 9g、当帰 15g、生地黄 30g

四黄膏（経験方）：黄連・大黄・黄柏・黄芩を各等分

青黛膏（経験方）：青黛散 75g、ワセリン 300g

九一丹『医宗金鑑』：熟石膏 4.5g、升丹 0.5g

海浮散『外科十法』：乳香・没薬を各等分

3. 水疱が破れず大きい場合

三棱針か消毒空針で破り、疱液を出し尽くし、脹痛の不快感を軽減する。

3 疣

定義

疣とは、皮膚の浅表部にできた良性の贅生物のことである。皮損形態や発病部位によって名称も異なる。

手背・手指・頭皮などに発症したものを、千日瘡・疣目（ゆうもく）・枯筋箭・瘊子という。

顔・手背・前腕部などにできたものを扁瘊という。

胸背部にできる臍窩のある疣を鼠乳という。

足のうらにできたものを跖疣という。

頸部周辺や眼瞼部にできた細く軟かい糸状の突起物を糸状疣、線瘊という。

本病は現代医学でも疣、疣贅と呼び、一般的に尋常性疣贅・扁平疣贅・足底疣贅・伝染性軟疣などに分類される。

病因病機

多くは風熱毒邪が肌膚に集まり発症する。または、怒りなどで肝火旺盛から血燥となり、筋気を営養できず、肌膚を滋潤できないために発症する。跖疣の多くは、外傷や摩擦などが原因で、局部の気血が凝滞したために発症する。

弁証論治

本病は、清熱解毒散結が治療の中心となる。扁平疣・疣目は内治・外治併用が良く、その他の疣は外治中心となる。

○ 内治

疣目

1. 風熱血燥証

症状：豆大の疣目結節・硬く粗糙・大きさは不均衡・皮膚より高く盛り上がる・色は黄か紅・舌質紅・舌苔薄・脈弦数。

治法：養血活血・清熱解毒

方薬：治瘊方（経験方）加板藍根・夏枯草
熟地黄・何首烏・杜仲・赤芍・白芍・牛膝・桃仁・紅花・赤小豆・白朮・穿山甲を各等分

2. 湿熱血瘀証（しつねつけつお）

症状：柔らかくふかふかした疣目結節・色は灰色か褐色・皮膚より高く盛り上がる・舌質紅・舌苔薄・脈細。

治法：清化湿熱・活血化瘀

方薬：馬歯莧合剤（ばしけんごうざい）（経験方）加薏苡仁・冬瓜仁
馬歯莧・紫草・敗醤草・大青葉を各等分

扁瘊

1. 風熱蘊結証（ふうねつうんけつ）

症状：皮疹が淡紅色で数も多く、痒みは強くない・病程は短い・口渇あるが飲みたくない・舌質紅・舌苔薄白か薄黄・脈浮数か弦。

治法：疏風清熱・解毒散結

方薬：馬歯莧合剤（ばしけんごうざい）（経験方）加薏苡仁・冬瓜仁
馬歯莧・紫草・敗醤草・大青葉を各等分

2. 熱瘀互結証（ねつおごけつ）

症状：病程は長い・皮疹は堅い・大きさは不均衡・色は黄褐色か暗紅色・痛みや痒みは無い・舌質紅か暗紅・舌苔薄白・脈沈弦。

治法：活血化瘀・清熱散結

方薬：桃紅四物湯（とうこうしもつとう）『医宗金鑑』加生黄耆・板藍根・紫草・馬歯莧・浙貝母・薏苡仁
桃紅四物湯：熟地黄・白芍・当帰各 12g、川芎・桃仁各 6g、紅花 3g

○ 外治

疣の種類に限らず、木賊草・板藍根・馬歯莧・香附子・苦参・白鮮皮・薏苡仁などの中薬で煎じ液を作り、１日２～３回、患部を洗浄して部分的に皮疹を脱落させる。

1. 疣目

推疣法（すいゆうほう）：頭が大きく蔕が小さくて、明らかに皮膚面より盛り上がった疣の治療法。疣の根部を綿棒で皮膚と平行～30 度くらいの角度をつけて押し出す。このとき、無理な力をかけない。疣によってはこの方法で排除できる。排除後、傷口の出血は圧迫して止める。または、桃花散（とうかさん）を少量滲み込ませたガーゼを貼り絆創膏で固定する。

桃花散『先醒齋医学広筆記』：白石灰 500g・大黄片 45g

鴉胆子散敷貼法（あたんしさんふてんほう）：まず温水で患部を洗浄し、ヤスリなどで表面の角質を取る。その後、鴉胆子仁５粒を砕いて敷貼し、セロハン紙や絆創膏で固定し、３日に１回薬を交換する。

黒クワイや菱蒂（りょうてい）による摩擦法：黒クワイは削って皮を剥き、果肉の白色部分で疣を毎日３～４回摩擦する。毎回摩擦し、疣の角質層を軟化し、取り除き、軽い痛みや点状の出血があった場合は止める。一般的に数日で治癒する。または、菱帯を 3㎝くらい取り、汚れを洗い流し、患部に塗り込める。毎日６～８回、１回２～３分行う。

2. 扁瘊

洗浄法：内服する方剤の二番煎じで患部を洗浄し、海螵蛸を漬けた薬汁で軽く疣体を擦り洗いし、ほんのり紅くなるまで続ける。毎日２～３回。

塗　法：鴉胆子仁油を毎日１回、患部に塗る。正常な皮膚の損傷を防止するため、散在する扁瘊を治療する際にこの方法を使う。

3. 鼠乳

消毒した針先で患部を破り、中の白色のヨーグルト様の物質を出し尽くし、ヨードチンキや濃石灰酸溶液を患部に塗る。もし、損傷が大きかった場合、何度かに分けて治療し、周囲の皮膚を保護する。

4. 跖疣

外敷法：千金散を局部に外敷する。また、烏梅肉（烏梅を塩水に１日漬けて泥状に混ぜたもの）を患部に塗り付けてもよい。

電気焼灼法：局部を消毒し、麻酔をしながら電気で焼灼する。しかし、癒合に影響したり、大きな傷跡を残さないよう、あまり深くまで行わない。

手術：局部を消毒・麻酔した後、メスで疣と正常な組織の境界部を切除する。その後は鉗子で疣の中央部を止血し、外側に引き出していくと、柔らかい芯が見えてくる。しかし、軟芯はきれいに穿り出しずらく、再発もしやすいので、出した後は千金散や鶏眼膏のような腐蝕薬を敷貼するとよい。敷貼する時間は、一般的に５～７日ほどで、癒合に影響するため、長すぎても良くない。

5. 糸状疣

推疣法以外では、細い糸や毛髪で疣の根底部を結紮すると、数日後、自然に脱落する。数が少ない場合は、レーザー焼灼法もよい。

○ その他の治療法

1. 艾灸法

疣の数が少ない場合、疣の上に艾柱を置き、毎日１回、毎回３壮を行う。脱落した場合、すぐに治療を中止する。

2. 針刺

針先を疣の頂上部から基底部まで差し入れ、さらに四方に針を刺して刺激を加え、少量の出血をさせる。有効ならば３～４日で疣は収縮し、次第に脱落していく。

4 風熱瘡

定義

風熱瘡とは風痒とも呼ばれ、薔薇のように赤い斑疹で、麩秕のように落屑する急性局部性皮膚病である。現代医学のジベルばら色粃糠疹に相当する。

特徴は、初発疹の多くは躯幹部にばら色の母斑ができ、その上には粃糠様の落屑があり、さらに多くの細かい子斑が広がっていく。

病因病機

辛味や刺激の強いものを過食したり、情志の失調から熱化したりすると、血分に熱がこもり、陰液を損傷する。そのため乾燥から内風が起こり、さらに風邪を外感すると内外の邪気が合わさって、風熱の邪気が肌膚に凝滞し、腠理を閉塞して発病する。

『医宗金鑑』では「血疳」と呼ばれ、「この証は風熱邪気が腠理に閉塞して起こる。形は紫斑のようで、痛痒があり、血燥多熱である」とある。

弁証論治

本病の主な治療法は、**疏風清熱止痒**である。初期は疏風清熱が中心となり、後期は養血活血が主となる。

○ 内治

1. 風熱蘊膚証

症状：発病は急、皮損は淡紅色の円形か楕円形の斑片で、中心に細かい皺ができる。表面には少量の粃糠様の落屑がある。大便乾燥・尿は薄黄色。舌質紅・舌苔白か薄黄・脈浮数。

治法：疏風清熱止痒

方薬：消風散『医宗金鑑』

当帰・生地黄・防風・蝉退・知母・苦参・胡麻・荊芥・蒼朮・牛蒡子・石膏各6g、甘草・木通各3g

加減：痒みがひどい場合は、白鮮皮・白僵蚕・紫荊皮・地膚子を加える。

2. 風熱血燥証

症状：皮疹は鮮紅色か紫紅色の斑片で、落屑がやや多く、皮損範囲も広い。掻痒は激烈で、爪痕や血痂などを伴う。舌質紅・舌苔少・脈弦数。

治法：清熱涼血・養血潤燥

方薬：涼血消風散『朱仁康臨床経験集』加水牛角粉、牡丹皮

生地黄・石膏各 30g、当帰・荊芥・苦参・白蒺藜・知母各 9g、

蝉退・生甘草各 6g

○ 外治

1. 皮損の赤い腫れ

三黄洗剤か 5 ～ 10％硫黄軟膏、または二号癬薬水を 1 日 3 ～ 4 回塗りこむ。

三黄洗剤（経験方）：大黄・黄柏・黄芩・苦参各 10-15g

5 ～ 10％硫黄軟膏：硫黄 5-10g・ワセリン 90-95g

二号癬薬水（経験方）：米酢 1000g、百部・蛇床子・硫黄各 240g、土槿皮 300g、

砒霜 6g、斑蝥 60g、白国樟・軽粉各 36g

2. 皮損の痒み

苦参片・蛇床子各 30g、川椒・明礬各 12g の煎じ液で患部を洗う。

5 癬

定義

癬とは表皮・毛髪・爪に発症した真菌性の皮膚病のことである。

本病は発生部位によって名称が変わる。頭部に発症した癬を白禿瘡・肥瘡、手にできたものを鵝掌風、足にできたものを脚湿気、顔・頸部・躯幹にできたものを圓癬・紫白癜風などと呼ぶ。癬には伝染性・広範性・長期性という特徴があり、皮膚病の予防治療に対して重要な役割を担っている。

本章では浅在性の皮膚真菌病である、頭癬・手足癬・体癬などを中心に論じる。

病因病機

皮膚浅部の癬の病因は、生活習慣の不節制で真菌に感染し、さらに**風・湿・熱邪**を感受し、腠理に鬱滞して皮膚に発症したものである。症状では、髪が落ち発疹ができて痒みがひどく落屑するものは風熱旺盛が原因である。滲出液が出て痒みがあり結痂のあるものは湿熱による。皮膚が肥厚し燥裂・掻痒のあるものは**鬱熱化燥・気血不和・膚失営養**による。

弁証論治

本病の治療では殺虫止痒を中心として徹底的に治療する。癬病は外治が中心だが、皮損が広範囲で、自覚症状が顕著な場合や掻き壊して感染した場合は内治・外治を併用する。抗真菌薬で効果がみられる場合は、中西医薬を併用する。

○ 内治

1. 風湿毒聚証

症状：肥瘡・鵝掌風・脚湿気・皮損は広範にわたり蔓延して浸淫・大部分は頭皮や毛髪に受損・黄痂が滞積・脱毛・禿頭・あるいは手であれば皮膚の荒れ・皮下水疱・足指の糜爛・猛烈な痒み。舌苔薄白、脈濡。

治法：祛風除湿・殺虫止痒

方薬：消風散『医宗金鑑』加地膚子・白鮮皮・威霊仙、
苦参湯『瘍科心得集』加白鮮皮・威霊仙

消風散：当帰・生地黄・防風・蝉退・知母・苦参・胡麻・荆芥・蒼朮・牛蒡子・石膏各 6g、甘草・木通各 3g

苦参湯：苦参・菊花各 60g、蛇床子・金銀花各 30g、白芷・黄柏・地膚子各 15g、大菖蒲 9g

2. 湿熱下注証

症状：脚湿気をかき壊して感染したもの・足指間の糜爛・滲出液や膿が出る・足背に連なる腫れ・糸状の血絡が目立つ・股下腫痛・形寒・高熱。同時に皮膚の肥厚・痛み・活動障害などもみられる。舌質紅・舌苔黄膩、脈滑数。

治法：清熱化湿・解毒消腫

方薬：湿重于熱：萆薢滲湿湯『瘍科心得集』：萆薢・薏苡仁・滑石各 30g、赤茯苓・黄柏・牡丹皮・沢瀉各 15g、通草 6g

湿熱兼瘀：五神湯『外科真詮』：金銀花 90g、茯苓・車前子・紫花地丁各 30g、牛膝 15g

湿熱併重：竜胆瀉肝湯『蘭室秘蔵』：竜胆草・黄芩・山梔子・沢瀉各 3g、木通・車前子・当帰・生地黄・柴胡・甘草各 1.5g

○ 外治

1. 白禿瘡・肥瘡

抜髪法を採用する。剃髪後、毎日 0.5％明礬水や熱い石鹸水で洗髪し、その後病巣に薬を外敷。また 5％硫黄軟膏や雄黄膏を薄い膜状に被せ、包帯や帽子で固定する。毎日 1 回薬を交換する。

1 週間ほどで効果がみられた場合は、ピンセットで病巣部の髪を抜く。髪を抜いた後続けて薬膏を薄く塗布する。毎日 1 回、2 ～ 3 週間連続で行う。

2. 鵝掌風・脚湿気

1）水疱型：一号癬薬水・二号癬薬水・複方土槿皮チンキを塗る。
または二礬湯で洗う。あるいは鵝掌浸泡方か藿黄浸剤で浸す。

一号癬薬水（経験方）：土槿皮・大楓子肉・地膚子・蛇床子・白鮮皮・苦参各 300g、硫黄・枯礬・樟脳各 150g、50％エタノール 20000ml

二号癬薬水（経験方）：米酢 1000g、百部・蛇床子・硫黄各 240g、土槿皮 300g、砒霜 6g、斑蝥 60g、白国樟・軽粉各 36g

複方土槿皮チンキ（経験方）：10％土槿皮チンキ 40ml、安息香酸 12g、サリチル酸 6g、75％エタノール 100ml

二礬湯『外科正宗』：明礬・皂礬各 120g、孩児茶 15g、側柏葉 250g

鵝掌風浸泡方（経験方）：明礬 12g、大楓子肉・烟膏・花椒・五加皮・地骨皮・鮮鳳仙花各 9g、皂莢・蛇皮各 1g、米酢 500-750g

藿黄浸剤（経験方）：藿香 50g、黄精・大黄・硫酸第一鉄各 20g、酢 500g

2）糜爛型：1：1500 過マンガン酸カリウム溶液、3％ホウ酸溶液、二礬湯か半辺蓮 60g 煎じ液で 15 分間浸す。その後皮脂膏か雄黄膏を塗る。

皮脂膏（経験方）：青黛・黄柏各6g、石膏・烟膏各60g

雄黄膏（経験方）：雄黄・酸化亜鉛各30g、ワセリン300g

3）**脱屑型**：以上の軟膏を塗るか、浸泡剤で浸す。角質の肥厚がひどい場合は10％ホウ酸軟膏を厚めに塗るか毎晩1回油紙を包帯で外用する。角質を落としたら再度抗真菌薬を塗る。

3. 灰指甲（かいしこう）

毎日小刀で爪の病変部位の脆い部分を削り取り、アルコール綿に二号癬薬水か30％酢酸を浸す。あるいは鵝掌風浸泡方か白鳳仙花を砕いた者を病変した爪の上に塗る。または爪をはがす治療を行う。

4. 圓癬（えんせん）

一号癬薬水・二号癬薬水・複方土槿皮チンキを塗る。

患部の皮膚が薄くなった陰癬の場合は刺激性の強い外用薬物は使用しない。

もし皮損に糜爛や痒み・痛みがある場合は、青黛膏を外敷する。

5. 紫白癜風

密陀僧散（みつだそうさん）かナス片漬けた薬を患部に塗る。または二号癬薬水か1％複方土槿皮チンキを毎日2～3回塗る。治癒した後も継続して1～2週間は再発予防で続ける。

密陀僧散『医宗金鑑』：雄黄・硫黄・蛇床子各6g、密陀僧・石黄各3g、軽粉1.5g

6　湿瘡

定義

湿瘡(しつそう)とは一種の過敏性炎症性皮膚病である。

特徴としては、**皮損は左右対称**的に分布し、**痒み**が激烈である。**滲出液**が出やすく、繰り返したり慢性化したりしやすい。

病程は急性・亜急性・慢性に分類される。急性湿瘡は皮膚の丘疹・炎症・湿潤が顕著である。慢性湿瘡では苔癬化が中心で、繰り返し発病しやすい。

本病は老若男女分け隔てなく発症し、先天的に抵抗力の弱いものがかかりやすい。はっきりした季節性はないが、冬季に再発しやすい。古くから「浸淫瘡(しんいんそう)」「血風瘡(けっぷうそう)」「粟瘡(しょくそう)」ともいわれ、発生する部位により病名も異なる。耳部に発症するものを「旋耳瘡(せんじそう)」、乳頭部では「乳頭風(にゅうとうふう)」、臍部では「臍瘡(さいそう)」、陰嚢部では「腎嚢風(じんのうふう)」、膝の湾曲部では「四彎風(しわんふう)」などがある。

現代医学の湿疹に相当する。

病因病機

先天的な抵抗力の低下や**飲食の不節**、**辛いもの**や**刺激物**の過食などで脾胃が受損し、健運作用を失調し湿熱が内生する。さらに風邪を外感し、内外の邪気が結び付いて**風湿熱邪気**が皮膚に浸淫して発症する。急性では湿熱、亜急性では脾虚湿恋(ひきょしつれん)が中心で、慢性では病気が長引くため、陰血を消耗し、**血虚風燥**で皮膚の荒廃が進む。本病の発症には心・肺・肝・脾の四経の関係が密接である。

分類

1. **急性湿瘡**：最初は皮膚の赤み・腫れ・痒み・境界不鮮明の症状があり、引き続き丘疹・疱疹・水疱などの病変が広がり、痒みが強くてかき壊すと、糜爛・湿潤・瘡蓋(かさぶた)ができる。瘡蓋が脱落して新鮮な皮膚ができ、落屑すると癒着する。病程は２～３週間で、通常４～６週間で完治するが、繰り返すこともある。発熱・尿黄・便秘・舌苔黄膩・脈滑数を伴う。

2. **亜急性湿瘡**：急性から進行しており、赤み・丘疹・落屑を中心として、腫れ・水疱・湿潤の症状は軽減してくる。

3. **慢性湿瘡**：皮膚が肥厚して硬くなり、苔癬化・色が紫黒・局部の赤み・湿潤・糜爛・痒みがある。湿疹の発生しやすい場所は、顔・耳の周囲・頸・乳頭・臍部・

陰部・手足・下肢の脛骨部位などである。

弁証論治

○ 内治

1. 湿熱蘊膚証（しつねつうんふ）

症状：発病が急・病程短・皮損は潮紅・丘疱疹・絶えず灼熱感と痒みがある・かき壊すと滲出液が出る・イライラ・口渇・身熱・大便乾燥・尿短赤。舌質紅・舌苔薄白か薄黄、脈滑数。

治法：清熱利湿止痒

方薬：竜胆瀉肝湯（りゅうたんしゃかんとう）『蘭室秘蔵』合萆薢滲湿湯（ひかいしんしつとう）『瘍科心得集』

竜胆瀉肝湯：竜胆草・黄芩・山梔子・沢瀉各 3g、木通・車前子・当帰・生地黄・柴胡・甘草各 1.5g

萆薢滲湿湯：萆薢・薏苡仁・滑石各 30g、赤茯苓・黄柏・牡丹皮・沢瀉各 15g、通草 6g

2. 脾虚湿蘊証（ひきょしつうん）

症状：発病は緩慢・皮損は潮紅・丘疹・掻痒・かき壊すと糜爛・鱗屑・食欲不振・腹脹・軟便・疲労感。舌質淡・胖大・舌苔白膩、脈濡緩。

治法：健脾利湿止痒

方薬：参苓白朮散（じんりょうびゃくじゅつさん）『太平恵民和剤局方』合除湿胃苓湯（じょしついれいとう）『医宗金鑑』

参苓白朮散：人参・茯苓・白朮・炙甘草・山薬各 9g、白扁豆 6g、蓮子肉・砂仁・薏苡仁・桔梗各 4.5g

除湿胃苓湯：蒼朮・厚朴・陳皮・猪苓・沢瀉・赤茯苓・白朮・滑石・防風・山梔子・木通各 3g、肉桂・甘草各 1g

参考：胃苓湯（いれいとう）

蒼朮・厚朴・陳皮・猪苓・沢瀉・芍薬・白朮・茯苓各 2.5-3g、桂皮 2-2.5g、大棗 1-3g、生姜・甘草各 1-2g、縮砂・黄連各 2g

（※厚生労働省 一般用漢方製剤承認基準による）

3. 血虚風燥証（けっきょふうそう）

症状：病程は長い・繰り返し発作・皮損は暗色・色素沈着・皮膚の肥厚・耐えがたい痒み・温めたり、石鹸水で洗うと痒みが悪化・口乾・飲みたくない・食欲がない・腹脹。舌質淡・舌苔白、脈弦細。

治法：養血潤膚・祛風止痒

方薬：当帰飲子（とうきいんし）『済生方』合四物消風飲（しもつしょうふういん）『医宗金鑑』加丹参・鶏血藤・烏梢蛇

当帰飲子：当帰・生地黄・白芍・川芎・荊芥・防風・白蒺藜各 6g、何首烏・黄耆・炙甘草各 3g

四物消風飲：生地黄 15g、当帰 10g、荊芥・防風各 7.5g、赤芍・川芎・白鮮皮・蝉退・薄荷各 5g、独活・柴胡 3.5g

○ 外治

1. 急性湿瘡

初期で潮紅・丘疹・水疱・滲出液少の場合は、刺激を避け、苦参・黄柏・地膚子・荊芥など清熱止痒の中薬を煎じて湿布する。または三黄洗剤（さんおうせんざい）・炉甘石洗剤（ろかんせきせんざい）を塗る。もし水疱が糜爛して滲出液が顕著であれば、収斂・消炎を促進するため黄柏・生地楡・馬歯莧・野菊花などの煎じ液や 10％黄柏溶液、2 ～ 3％ホウ酸溶液で冷湿布をして表皮回復に努める。さらにその後青黛散（せいたいさん）を胡麻油で調整して患部に塗る。急性湿疹後期で滲出液が減少した場合は、皮損の保護に努め、刺激を避けて角質の再生を促す。残った炎症を除くため、黄連膏（おうれんこう）や青黛膏（せいたいこう）を用いる。

黄連膏『医宗金鑑』：黄連・黄柏・姜黄各 9g、当帰 15g、生地黄 30g、胡麻油 360g、黄蝋 120g

2. 亜急性湿瘡

外治の原則は消炎・止痒・燥湿・収斂で、青黛膏、3％黒豆クレオソート油、5％黒豆クレオソート油軟膏を塗る。

3. 慢性湿瘡

外治の原則は止痒・表皮細胞増生の抑制で、各種軟膏剤・乳剤を痒みや皮膚の肥厚の程度に合わせて止痒剤や角質促進剤は溶解剤の濃度を調整して加えながら選択する。一般的には 5％硫黄軟膏、10 ～ 20％黒豆クレオソート油軟膏を塗る。

7 接触性皮膚炎

定義

接触性皮膚炎（せっしょくせいひふえん）とは、皮膚や粘膜が致病物質に接触したことで引き起こす皮膚の急性・慢性の炎症反応のことである。

中医の文献では、接触した物質の違いにより症状の特徴や名称が異なって記載されている。例えば、漆によって引き起こされたものは、漆瘡（しつそう）と呼ばれる。貼膏薬で起こったものを膏薬風（こうやくふう）と呼ぶ。馬桶（便器）に触って起こったものを馬桶癬（ばようせん）という。発病の特徴は、明らかに病因物質に接触した既往歴があることである。

病因病機

患者は先天的に抵抗力が弱いため、皮膚腠理が緊密でなく、接触した物質、例えば漆・薬物・塗料・ゴム製品・染料・植物の花粉・葉・茎などの毒邪が皮膚から侵入し、鬱滞・熱化して邪熱と気血が結び付いて発病する。**体質**が発病の主要な原因で、同一の物質でも、先天的に**抵抗力が弱い**ものは触れると発病し、抵抗力の強いものは発病しない。

弁証論治

本病は発病前に明らかに接触した形跡があり、**一定の潜伏期間**を持つ。第一次は４～５日以上で、**再度接触すると発病までの時間は短縮**され、多くは接触後数時間から１日程で発症する。しかし、強酸や強アルカリなど強烈な刺激物はすぐに皮損を起こし、潜伏期間はない。一般的に皮膚の露わな部分、例えば顔・首・四肢などに急性で発病する。皮損の形態や範囲、ひどさなどは接触した物質の種類・性質・濃度・接触時間・接触部位の面積・人体の接触物に対する反応などにより異なる。

皮損は境界がはっきりしており、多くは接触した部位、接触物の形態や大きさに限定される。皮疹は一般的に紅斑・腫脹・丘疹・水疱・大疱・糜爛・滲出などが多く、一定の期間内に一種類の皮損が中心となる。強酸や強アルカリ、その他強烈な化学物質に接触した場合、壊死や潰瘍を引き起こしたり、また眼瞼・包皮・陰のうなど柔らかい部位に接触したときは、皮膚に光沢があり、皮膚紋も消失し辺縁がはっきりしない部分的な水腫を起こすこともある。また患者の反応が強烈な場合は、皮疹は部分的ではなく全身に広がることもある。症状としては、自覚的な痒み・焼灼感・疼痛が中心で、冷え・発熱・頭痛・吐き気など全身症状を伴うこともある。

病因を取り除き、的確な処置を行えば１～２週間以内には治癒するが、繰り返し接触したり、処置が不適当だと亜急性や慢性に進展し、皮膚が肥厚したり苔蘚化することもある。

○ 内治

1. 湿熱蘊膚証

症状：発病は急・頭面部に好発・皮損の色は紅・軽度の腫脹・紅斑・丘疹・痒み・灼熱感・イライラ・口渇・尿微黄。舌質紅・舌苔薄白・薄黄、脈浮数。

治法：疏風清熱止痒

方薬：消風散『医宗金鑑』加紫荊皮・白僵蚕

当帰・生地黄・防風・蝉退・知母・苦参・胡麻・荊芥・蒼朮・牛蒡子・石膏各 6g、甘草・木通各 3g

2. 湿熱毒蘊証

症状：発病は急激・皮損面積は広範囲・色は鮮紅・腫脹・水疱・大疱・水疱が破れた後は糜爛・滲出液・灼熱感・痒み・発熱・口渇・大便乾燥・尿短黄。舌質紅・舌苔黄、脈弦滑数。

治法：清熱祛湿・涼血解毒

方薬：竜胆瀉肝湯『蘭室秘蔵』合化斑解毒湯『医宗金鑑』

竜胆瀉肝湯：竜胆草・黄芩・山梔子・沢瀉各 3g、木通・車前子・当帰・生地黄・柴胡・甘草各 1.5g

化斑解毒湯：生石膏・玄参各 25g、連翹・凌霄花・生甘草各 15g、知母・黄連各 10g、生地黄 20g

3. 血虚風燥証

症状：病程が長い・何度も繰り返す・皮膚の肥厚・鱗屑・苔鮮化・痒みが激烈・爪痕やかさぶたが残る。舌質淡紅・舌苔薄、脈弦細。

治法：養血潤燥・祛風止痒

方薬：当帰飲子『済生方』合消風散『医宗金鑑』

当帰飲子：当帰・生地黄・白芍・川芎・荊芥・防風・白蒺藜各 6g、何首烏・黄耆・炙甘草各 3g

消風散：当帰・生地黄・防風・蝉退・知母・苦参・胡麻・荊芥・蒼朮・牛蒡子・石膏各 6g・甘草・木通各 3g

○ 外治

1. 皮損が紅斑・丘疹の場合

三黄洗剤か炉甘石洗剤を塗るか、青黛散を冷水で調整しものを塗布。

あるいは 1 ～ 2%樟脳、5%薄荷脳の粉剤を外塗。毎日 5 ～ 6 回。

もし滲出液が大量で、糜爛がある場合は、緑茶・馬歯莧・黄柏・羊蹄草・石葦・蒲公英・桑葉など組み合わせた煎じ液で洗浄するか湿布する。

三黄洗剤（経験方）：大黄・黄柏・黄芩・苦参各 10-15g

炉甘石洗剤（経験方）：炉甘石 10g・酸化亜鉛 5g・石炭酸 1g・甘油 5g に水 100ml

を加える。

青黛散（経験方）：青黛 60g・石膏 120g・滑石 120g・黄柏 60g

2. 糜爛・結痂のある場合

青黛膏（せいたいこう）・清涼油乳剤か 2%レゾルシノール糊剤を塗る。

青黛膏（経験方）：青黛散 75g、ワセリン 300g

3. 皮膚が肥厚して鱗屑があり苔蘚化した場合

3%黒豆クレオソート油・糠クレオソート油やステロイド剤を選択する。

8　風瘙痒

定義

風瘙痒(ふうそうよう)とは、原因不明の原発性皮膚損害のことで、掻痒を主症状とする皮膚感覚異常の起こる皮膚病で、痒風(ようふう)ともいう。

その特徴は、皮膚の陣発性の掻痒があり、掻き痕や血痂、色素沈着、苔蘚様病変などが継発的にみられる。臨床では、局部的なものも全身性のものもみられる。局部的には陰部や肛門周囲が最も多くみられる。本章では全身性の皮膚掻痒症を弁証する。現代医学の皮膚掻痒症に相当する。

病因病機

先大稟賦の虚弱・血熱内蘊(けつわつないうん)・外感邪気の侵入などで血熱生風(けつねつしょうふう)を起こしやすく発症する。また、慢性病や虚弱体質で気血虧虚(きけつききょ)の上に風邪が外襲し、血虚生風により肌膚が失養し発症する。さらに、飲食の不摂生や辛いもの・脂っぽいものの過食、飲酒過多などで脾胃を損傷し、湿熱が内生して内風が疏泄できず皮膚や腠理に鬱滞して発症する。

弁証論治

本病の治療は**祛風清熱涼血**が中心となる。内部疾病がある場合、適宜原因を追究し、標本兼顧(ひょうほんけんこ)や内外兼治(ないがいけんち)を採用する。

○ 内治

1. 風熱血熱証(ふうねつけつねつ)

症状：皮疹の激しい痒み・温めると悪化・掻き壊した後に血痂・心煩・口渇・尿黄・大便乾燥・舌質紅・舌苔薄黄・脈浮数。

治法：疏風清熱・涼血止痒

方薬：消風散(しょうふうさん)『医宗金鑑』合四物湯(しもつとう)『太平恵民和剤局方』

消風散：当帰・生地黄・防風・蝉退・知母・苦参・胡麻・荊芥・蒼朮・牛蒡子・石膏各 6g、甘草・木通各 3g

四物湯：熟地黄・白芍各 12g、当帰 9g、川芎 6g

2. 湿熱内蘊証(しつねつないうん)

症状：断続的な痒み・掻き壊した後に継発的な感染や湿疹様病変が起こりやすい・口苦・口乾・胸脇悶脹・食べ物の味を感じない・尿濃黄・便秘・舌質紅・舌苔黄膩・脈滑数か弦数。

治法：清熱利湿止痒

方薬：竜胆瀉肝湯（りゅうたんしゃかんとう）『蘭室秘蔵』

竜胆草・黄芩・山梔子・沢瀉各3g、木通・車前子・当帰・生地黄・柴胡・甘草各1.5g

3. 血虚肝旺証（けっきょかんおう）

症状：一般的に高齢者が多い・病程は長い・皮膚乾燥・掻き壊した後に少量の落屑や血痕が残る・情緒の変動で発作や痒みが悪化・めまい・かすみ目・不眠・多夢・舌質紅・舌苔薄・脈細数か弦数。

治法：養血平肝・祛風止痒

方薬：当帰飲子（とうきいんし）『済生方』

当帰・生地黄・白芍・川芎・荊芥・防風・白蒺藜各6g、何首烏・黄耆・炙甘草各3g

○ 外治

1. 全身の皮膚掻痒がある場合

百部酊（びゃくぶ）（チンキ）を塗る

百部酊『趙炳南臨床経験集』：百部180g、75%エタノール360ml

2. 湿疹様に病変がある場合

三黄洗剤（さんおうせんざい）を1日3～4回塗り込む。

三黄洗剤（経験方）：大黄・黄柏・黄芩・苦参各10-15g

3. 薬浴と熏洗

熏蒸（くんじょう）療法や鉱泉浴（こうせんよく）も効果がある。

4. 皮膚が乾燥して痒みがある場合

黄連膏（おうれんこう）などの潤膚膏（じゅんふこう）を薄く塗る。

黄連膏『医宗金鑑』：黄連・黄柏・姜黄各9g、当帰15g、生地黄30g

9　牛皮癬

定義

牛皮癬とは、皮膚が牛の皮のように厚く硬くなり、慢性で掻痒性のある皮膚病の一種である。

その症状は皮損の多くは**円形か多角形の扁平丘疹**を形成し、**痒み**が激烈でかき壊したあとに皮膚が肥厚し、皮膚紋は深くなり、皮膚小稜は隆起して、**苔蘚化**しやすい特徴がある。

現代医学の神経性皮膚炎に相当する。乾癬ともいわれる。

病因病機

初期は**風湿熱**の邪気が皮膚に阻滞するか、洋服の襟などがこすれる機械的な刺激により発症する。病が長引いて陰液を消耗し、営血が不足すると**血虚生風生燥**から皮膚が濡養を失って形成される。また**肝火が鬱滞**して情志が不遂になったり、緊張や疲労が溜まって**心火**が上炎すると、気血の運行が失調して皮膚を凝滞し、慢性化や誘発の重要な要素となる。つまり、情志内傷・風邪侵擾が本病発病の誘発要素で、**営血失和・気血凝滞**が病機となる。

弁証論治

青壮年に多く、慢性化して軽快と悪化を繰り返し、多くは夏季に悪化して冬季に緩解する。発病部位の多くは頸項部・額部で、他には尾骶部・肘や膝の裏側・腰背部・両髖骨部・外陰・肛門周辺・鼠蹊部・四肢などにもみられる。常に**対称的に分布**し、皮膚のしわや皮膚神経に沿って線状に配列したように形成される。

皮損の初期は凝集傾向のある扁平丘疹で、乾燥して硬く、皮膚の色は正常化淡褐色で表面には光沢がある。長引くと片状に融合し、次第に拡大していく。皮膚は厚みを増して乾燥し、落屑もみられる。長期的にかき壊すと皮膚の浸潤肥厚や皮膚紋が顕著となり、苔蘚化が進む。陣発性の痒みが、特に夜間にひどく、かき壊しても痛みを感じない。情緒の変動で痒みが悪化する。局限型の皮損は頸項部など局部にみられ、境界のはっきりした苔蘚様肥厚斑がみられることは少ない。汎発型は広範囲に皮損が分布し、肘や膝の裏・四肢・顔・躯幹などひどいと全身各所に局限型と同じ皮損が分布する。

○ 内治

1. 肝鬱化火証

症状：皮疹の色は紅・イライラ・易怒・失眠・多夢・めまい・心悸・口苦・咽喉の乾

燥。舌辺尖紅、脈弦数。

治法：疏肝理気・清肝瀉火

方薬：竜胆瀉肝湯(りゅうたんしゃかんとう)『蘭室秘蔵』

竜胆草・黄芩・山梔子・沢瀉各 3g、木通・車前子・当帰・生地黄・柴胡・甘草各 1.5g

2. 風湿蘊膚証(ふうしつうんふ)

症状：皮損は淡褐色の片状・皮膚の肥厚・痒みが特に夜間にひどい。舌質淡紅・舌苔薄白・白膩、脈濡緩。

治法：祛風利湿・清熱止痒

方薬：消風散(しょうふうさん)『医宗金鑑』

当帰・生地黄・防風・蝉退・知母・苦参・胡麻・荊芥・蒼朮・牛蒡子・石膏各 6g、甘草・木通各 3g

3. 血虚風燥証(けっきょふうそう)

症状：皮損の色は淡か灰白色・枯れ木のよう・肥厚は牛皮のよう・心悸・怔忡(せいちゅう)・失眠・健忘・女性は生理不順。舌質淡・舌苔薄、脈沈細。

治法：養血潤燥・熄風止痒

方薬：当帰飲子(とうきいんし)『済生方』

当帰・生地黄・白芍・川芎・荊芥・防風・白蒺藜各 6g、何首烏・黄耆・炙甘草各 3g

○ **外治**

1. 肝鬱化火・風湿蘊膚証

三黄洗剤(さんおうせんざい)を塗る。毎日 3 ～ 4 回。

三黄洗剤（経験方）：大黄・黄柏・黄芩・苦参各 10-15g

2. 血虚風燥証

油膏に熱烘療法(ねつこう)を加える。局部に油膏を塗布した後、加熱乾燥を 10 ～ 20 回行い、終了後薬膏を塗って拭きとる。毎日 1 回、4 週間を 1 クールとする。

3. 皮損の色は赤、腫れ

羊蹄根散(ようていこんさん)を酢で調整したもので患部に塗る。毎日 1 ～ 2 回。

羊蹄根散（経験方）：羊蹄根 40g・明礬石 10g

4. 皮損の痒み、肥厚、乾燥

酢で泡だてた鶏卵の卵黄と卵白を攪拌し、綿棒などで数回患部に塗る。

10　粉刺

定義

粉刺とは、顔・胸・背などに発症する刺状の丘疹で、白色の米様粉汁を産出する皮膚病の一種で、毛嚢や皮脂腺の慢性炎症のことである。

現代医学の痤瘡に相当する。ニキビともいわれる。

病因病機

もともと**陽熱偏盛**の体質で肺経に熱がこもり、さらに**風邪**を感受すると顔に熏蒸して発症する。または、**辛いもの・脂っこいもの・味の濃いものなどの過食**で、**湿熱**の化生を促進し、顔に上蒸して発症する。あるいは、脾気不足で運化作用が失調したため、内停した湿濁が鬱滞して熱化し、津液を焼灼した痰と湿熱・瘀血などが皮膚で凝滞して発症する。

弁証論治

粉刺は顔・首・胸・背・臀部などに起こりやすい。思春期や発育期に繰り返し発症しやすく、飲食の不摂生や月経前後に悪化しやすい。自覚症状は少なく、軽度の痒みが多いが、炎症が顕著なときには痛みを感じることもある。病程の長さは一定ではなく、思春期を過ぎると治癒することが多い。

○ 内治

1. 肺経風熱証

症状：紅い丘疹・痛痒がある・または膿疱がある・口渇で飲みたい・便秘・尿が少なく黄色・舌質紅・舌苔薄黄・脈弦滑。

治法：疏風清肺

方薬：枇杷清肺飲『医宗金鑑』

枇杷葉・桑白皮・黄柏各 9g、黄連・人参・甘草各 6g

参考：清肺湯

黄芩・桔梗・桑白皮・杏仁・山梔子・天門冬・貝母・陳皮・大棗・竹筎各 2-2.5g、茯苓・当帰・麦門冬各 3g、五味子 0.5-1g、生姜・甘草各 1g

（※厚生労働省 一般用漢方製剤承認基準による）

2. 腸胃湿熱証

症状：顔や胸背部の皮膚が脂性・皮疹は紅腫熱痛・または膿疱がある・口臭・便秘・尿黄・舌質紅・舌苔黄膩・脈滑数。

治法：清熱除湿解毒

方薬：茵陳蒿湯『傷寒論』

茵陳蒿 18g・山梔子 12g・大黄 6g

3. 痰湿瘀滞証

症状：皮疹の色が暗紅・結節・膿腫・嚢腫・疤痕（傷跡）・膿瘻などが治癒しづらい・消化不良・腹脹・舌質暗紅・舌苔黄膩・脈弦滑。

治法：除湿化痰・活血散結

方薬：二陳湯『太平恵民和剤局方』合桃紅四物湯『医宗金鑑』

二陳湯：半夏・陳皮各 15g、茯苓 9g、炙甘草 4.5g

桃紅四物湯：熟地黄・白芍・当帰各 12g、川芎・桃仁各 6g、紅花 3g

○ 外治

1. 皮疹が多い場合

顛倒散を茶調したもので患部に塗布する。1 日 2 回か、あるいは毎晩 1 回塗布し、翌朝に洗い流す。

顛倒散（経験方）：硫黄・生大黄各 7.5g、石灰水 100ml

2. 結節・膿腫・嚢腫がひどい場合

1 日 2 回、金黄膏を外敷する。

金黄散『医宗金鑑』：大黄・黄柏・姜黄・白芷各 2500g、南星・陳皮・蒼朮・厚朴・甘草各 1000g、天花粉 5000g

第６章のポイント

■概説

1. 皮膚疾病について

2. 病因病機：①風　②湿　③熱　④虫　⑤毒　⑥血瘀　⑦血虚風燥　⑧肝腎不足

3. 診断方法

1）自覚症状：①掻痒　②疼痛　③灼熱感・蟻行感・麻木感

2）他覚症状：

（1）原発性皮損：①斑疹　②丘疹　③風団　④結節　⑤疱疹　⑥膿疱

（1）継発性皮損：①鱗屑　②糜爛　③潰瘍　④痂　⑤すり傷（抓痕）
⑥ひび割れ（皸裂）　⑦苔癬化　⑧色素沈着　⑨萎縮

4. 治療方法

○内治

1）祛風法：①疏風清熱　②疏風散寒　③祛風勝湿　④駆風潜鎮

2）清熱法：①清熱解毒　②清熱涼血

3）祛湿法：①清熱利湿　②健脾化湿　③滋陰除湿

4）潤燥法：①養血潤燥　②涼血潤燥

5）活血法：①理気活血　②活血化瘀

6）温通法：①温陽通絡　②通絡除痹

7）軟堅法：①消痰軟堅　②活血軟堅

8）補腎法：①滋陰降火　②温補腎陽

○外治

1）溶液　2）粉剤（散剤）　3）洗剤（混懸剤・懸垂剤）　4）酊剤（チンキ剤）

5）油剤　6）軟膏

■熱瘡（単純疱疹）

1. 定義

2. 病因病機

3. 弁証論治

○内治

1）肺胃熱盛証：治法：疏風清熱　方薬：辛夷清肺飲合竹葉石膏湯

2）湿熱下注証：治法：清熱利湿　方薬：竜胆瀉肝湯加味

3）陰虚内熱証：治法：養陰清肺　方薬：増液湯加味

■蛇串瘡（帯状疱疹）

1. 定義

2. 病因病機

3. 弁証論治

○内治

1）肝経鬱熱証：治法：清泄肝火・解毒止痛　方薬：竜胆瀉肝湯加減

2）脾虚湿蘊証：治法：健脾利湿・解毒止痛　方薬：除湿胃苓湯加減

3）気滞血瘀証：治法：理気活血・通絡止痛

方薬：柴胡疏肝散合桃紅四物湯

■疣

1. 定義

2. 病因病機：①邪傷肺衛　②毒熾気営

3. 弁証論治

○内治

疣目

1）風熱血燥証：治法：養血活血・清熱解毒　方薬：治瘊方加味

2）湿熱血瘀証：治法：清化湿熱・活血化瘀　方薬：馬歯莧合剤加味

扁瘊

1）風熱蘊結証：治法：疏風清熱・解毒散結　方薬：馬歯莧合剤加味

2）熱瘀互結証：治法：活血化瘀・清熱散結　方薬：桃紅四物湯加味

■風熱瘡

1. 定義

2. 病因病機

3. 弁証論治

○内治

1）風熱蘊膚証：治法：疏風清熱止痒　方薬：消風散加味

2）風熱血燥証：治法：清熱涼血・養血潤燥　方薬：涼血消風散加味

■癬

1. 定義

2. 病因病機

3. 弁証論治

○内治

1）風湿毒聚証：治法：祛風除湿・殺虫止痒　方薬：消風散加味／苦参湯加味

2）湿熱下注証：治法：清熱化湿・解毒消腫

方薬：湿重于熱：萆薢滲湿湯

湿熱兼瘀：五神湯

湿熱併重：竜胆瀉肝湯

■湿瘡

1. 定義

2. 病因病機

3. 分類：①急性湿瘡　②亜急性湿瘡　③慢性湿瘡

4. 弁証論治

1）湿熱蘊膚証：治法：清熱利湿止痒　方薬：竜胆瀉肝湯合萆薢滲湿湯

2）脾虚湿蘊証：治法：健脾利湿止痒　方薬：参苓白朮散合除湿胃苓湯

3）血虚風燥証：治法：養血潤膚・祛風止痒

方薬：当帰飲子合四物消風飲加味

■接触性皮膚炎

1. 定義

2. 病因病機

3. 弁証論治

1）風熱蘊膚証：治法：疏風清熱止痒　方薬：消風散加味

2）湿熱毒蘊証：治法：清熱祛湿・涼血解毒

方薬：竜胆瀉肝湯合化斑解毒湯

3）血虚風燥証：治法：養血潤燥・祛風止痒　方薬：当帰飲子合消風散

■風瘙痒

1. 定義

2. 病因病機

3. 弁証論治

1）風熱血熱証：治法：疏風清熱・涼血止痒　方薬：消風散合四物湯

2）湿熱内蘊証：治法：清熱利湿止痒　方薬：竜胆瀉肝湯

3）血虚肝旺証：治法：養血平肝・祛風止痒　方薬：当帰飲子

■牛皮癬

1. 定義

2. 病因病機

3. 弁証論治

1）肝鬱化火証：治法：疏肝理気・清肝瀉火　方薬：竜胆瀉肝湯

2）風湿蘊膚証：治法：祛風利湿・清熱止痒　方薬：消風散

3）血虚風燥証：治法：養血潤燥・熄風止痒　方薬：当帰飲子

■粉刺

1. 定義

2. 病因病機

3. 弁証論治

1）肺経風熱証：治法：疏風清肺　方薬：枇杷清肺飲

2）腸胃湿熱証：治法：清熱除湿解毒　方薬：茵陳蒿湯

3）痰湿瘀滞証：治法：除湿化痰・活血散結　方薬：二陳湯合桃紅四物湯

第7章

肛門直腸疾病

●肛門と直腸に発生する疾病を肛門直腸疾病という。よく見られる病証は、痔・肛裂・肛癰・肛漏・脱肛・ポリープなどである。致病素因には風・湿・熱・燥、気虚・血虚などの原因によって、実証、虚証、虚実兼証などの病証がみられる。

肛裂

定義

肛裂とは、肛門管の皮膚全層が縦に裂開し、感染性潰瘍を形成したもので、部位としては肛門中線の前後方にみられる。青壮年に好発し、女性の方が男性より多い。一般的に肛門の前後正中線の特に後部に多くみられるが、女性では前正中線に多発する。臨床では、**肛門の周期性疼痛・出血・便秘**が主な特徴で、中医の「鈎腸痔」「裂痔」に相当する。

病因病機

陰虚による津液不足や**熱結**腸燥により大便が秘結し、排便困難となって肛門の皮膚を裂傷させ、その後感染して慢性潰瘍を形成する。

1. 外傷素因

硬く乾燥した糞便が肛門管の皮膚の損傷を引き起こし、肛裂の基礎を作る。

2. 感染素因

肛門陰窩の感染で主に肛門の後正中線上の肛門陰窩炎のことで、炎症は肛門管の皮下組織に蔓延し、皮下膿腫破潰を形成する。

3. 肛門括約筋痙攣素因

肛門管部位の慢性の刺激から肛門内括約筋を痙攣状態にさせ、粘膜筋層と肛門管の皮膚の弾力が減退し、皮膚の緊張力が増加して肛門管の皮膚の裂傷が起こる。

弁証論治

早期肛裂には保守治療を採用し慢性肛裂には手術治療を行う。治療過程では肛裂の癒合を促し、悪循環を断ち切るため便秘を防止し、括約筋の痙攣を起こさないよう注意する。

○ 内治

1. 血熱腸燥証

症状：排便が２～３日に１回・便が硬い・排便時の肛門疼痛・排便時出血・裂口の色は紅・腹部脹満・尿黄・舌質偏紅・脈弦数。

治法：清熱潤腸通便

方薬：脾約麻仁丸（麻子仁丸）『傷寒論』合涼血地黄湯『外科大成』

脾約麻仁丸：麻子仁・大黄各 500g、白芍・枳実・厚朴・杏仁 250g

涼血地黄湯：槐角 15g、当帰尾 7.5g、生地黄・黄連・地楡・生側柏葉各 10g、
赤芍・枳殻・黄芩・荊芥各 5g、天花粉 4g、升麻・甘草各 2.5g

2. 陰虚津虧証

症状：大便が乾燥して硬い・排便が数日に 1 回・排便時の疼痛・出血・裂口の色は深紅・口や咽喉の乾燥・五心煩熱・舌質紅・舌苔少か無苔・脈細数。

治法：養陰清熱潤腸

方薬：潤腸湯『証治準縄』

当帰・甘草・生地黄・麻子仁・桃仁泥を各等分

3. 気滞血瘀証

症状：顕著な肛門の刺痛・排便時や排便後にひどい・肛門の緊縮・裂口の色は紫暗・舌質紫暗・脈弦か渋。

治法：理気活血・潤腸通便

方薬：六磨湯『世医得効方』加紅花・桃仁・赤芍

烏薬・木香・枳実・檳榔子・大黄各 10g、沈香 1g

○ 外治

1. 早期肛裂

生肌玉紅膏に生肌散を混ぜて裂口部に毎日 1 ～ 2 回塗布。1/5000 過マンガン酸カリウム溶液、あるいは苦参湯か花椒食塩水に坐浴する。血液循環を促進し、局部を清潔に保ち、刺激作用を減少する。

生肌玉紅膏『外科正宗』：当帰 60g・白芷 15g・白蠟 60g・軽粉 12g・甘草 36g・
紫草 6g・血竭 12g・胡麻油 500g

生肌散（経験方）：炉甘石 15g、滑石 30g、滴乳石・血珀各 9g、朱砂 3g、竜脳 0.3g

苦参湯『瘍科心得集』：苦参・菊花各 60g、蛇床子・金銀花各 30g、白芷・黄柏・
地膚子各 15g・大菖蒲 9g

2. 慢性肛裂

七三丹か枯痔散など腐蝕薬を裂口に塗る。2 ～ 3 日後に腐脱したら生肌白玉膏・生肌散に変更して収口をはかる。あるいは 5％石灰酸甘油を患部に塗布後、75％エタノールで拭きとる。このほか、封閉療法を用いる。

長強穴に 0.5％～ 1％プロカイン 5 ～ 10ml 扇形注射を 2 日に 1 回、5 日を 1 クールとして行う。

または裂口基底部に長期型の止痛液を 3 ～ 5ml 毎週 1 回注射する。

七三丹（経験方）：熟石膏 3.5g・升丹 1.5g

枯痔散（経験方）：砒霜・明礬各 60g、月石・硫黄・雄黄各 6g

生肌白玉膏（経験方）：尿に浸した石膏 90％・炉甘石 10％

第７章のポイント

■肛裂

1. 定義

2. 病因病機：①外傷素因　②感染素因　③肛門括約筋痙攣素因

3. 弁証論治

○内治

1）血熱腸燥証：治法：清熱潤腸通便　方薬：脾約麻仁丸合涼血地黄湯

2）陰虚津虧証：治法：養陰清熱潤腸　方薬：潤腸湯

3）気滞血瘀証：治法：理気活血・潤腸通便　方薬：六磨湯加味

第8章

男性泌尿器疾病

~5病証

●男性は尿道口より射精するため、生殖系統の睾丸・前立腺・精嚢・陰嚢・陰茎などの病気、男性不育症、泌尿系統の腎・膀胱・尿道の病気は泌尿器疾病に属すことになる。

1 子癰

定義

子癰とは、睾丸（精巣）と副睾丸（精巣上体）に起こる急性化膿性感染のことである。

中医では睾丸と副睾丸を腎子と呼んでいたため、この病名となった。早期の中医外科の文献では、子癰がひどくなると陰嚢も紅く腫れるため、子癰と嚢癰の区別はなかった。清代の『外科全生集』で子癰は独立した病となり「子癰と嚢癰は区別すべきだ。子癰は睾丸が硬く痛み、睾丸が腫れないで嚢腫するものを嚢癰と呼んでいる」とある。

現代医学の急・慢性睾丸炎、副睾丸炎に相当する。

病因病機

1. 湿熱下注

六淫邪気の外感や辛いものの過食により、湿熱が内生する。または性生活での不潔により湿熱穢毒を感染する。あるいは打撲や捻挫等で腎子を傷め、経絡を阻滞して気血が鬱滞し、熱化して本病を発症する。

2. 気滞痰凝

鬱怒により肝を傷め、情志が不暢で肝気が鬱結し、経脈が不利になって瘀血・痰湿が凝滞し、腎子に発症すると慢性子癰になる。

弁証論治

○ 臨床表現

1. 急性子癰

睾丸と副睾丸の腫痛が突然起こり、痛みの程度は不定、歩いたり立ちっぱなしだと痛みが悪化する。痛みは輸精管に沿って鼠径部から下腹部に放射状に広がる。悪寒・発熱・口渇・尿黄・便秘などを伴う。副睾丸に触れると腫塊と痛みが顕著で、化膿した後は陰嚢が紅く腫れ、波動感がある。潰れたり、切開術をした後は、膿毒が排泄して症状は急速に軽快し、傷口もすぐに癒合する。

2. 慢性子癰

臨床では多見で、陰嚢部の鈍痛・脹れ・下垂感があり、下腹部から患部と同側の大腿部まで放散する疼痛がみられ、急性子癰の病歴がある。検査では副睾丸が硬く腫大し、軽度の圧痛、同側輸精管の荒れがみられる。

○ 内治

1. 湿熱下注証

症状：睾丸か副睾丸の腫大・疼痛・陰嚢の紅腫痛・灼熱感・少腹部の抽痛・局部の顕著な触痛・応指のある膿腫・悪寒・発熱・舌苔黄膩・脈滑数。

治法：清熱利湿・解毒消腫

方薬：竜胆瀉肝湯『蘭室秘蔵』、枸橘湯『外科証治全生集』

竜胆瀉肝湯：竜胆草・黄芩・山梔子・沢瀉各 3g、木通・車前子・当帰・生地黄・柴胡・甘草各 1.5g

枸橘湯：枸橘・川楝子・秦艽・陳皮・赤芍・生甘草・防風・沢瀉各 15g

2. 気滞痰凝証

症状：副睾丸の結節・腎子系の腫れ・軽微な触痛・少腹を牽引されるような不快感・全身症状はなし・舌質淡・瘀斑・舌苔薄白膩・脈弦滑。

治法：疏肝理気・化痰散結

方薬：橘核丸『済生方』

橘核・海藻・昆布・海帯・川楝子・桃仁各 30g、厚朴・木通・枳実・延胡索・桂心・木香各 15g

○ 外治

1. 急性子癰

膿になっていない者には金黄散か玉露散を水で調整して冷敷する。病巣に波動感があれば、穿刺して膿を出し、切開引流を行う。膿が粘稠で腐肉が多い場合、九一丹か八二丹で薬線引流を行い、膿液がきれいになくなったら生肌白玉膏を外用する。

金黄散『医宗金鑑』：大黄・黄柏・姜黄・白芷各 2500g、南星・陳皮・蒼朮・厚朴・甘草各 1000g、天花粉 5000g

玉露散（経験方）：芙蓉葉の茎を去り細末にする。

生肌白玉膏（経験方）：尿に浸した石膏 90%・炉甘石 10%

九一丹『医宗金鑑』：熟石膏 4.5g、升丹 0.5g

八二丹（経験方）：煅石膏 4g・升丹 1g

2. 慢性子癰

葱帰溻腫湯を使って坐浴するか、衝和膏を外敷する。

葱帰溻腫湯『医宗金鑑』：独活・白芷・当帰・甘草各 9g、葱頭 7 個

衝和膏『外科正宗』：紫荊皮 150g・独活 90g・赤芍 60g・白芷 30g・石菖蒲 45g

2　陰茎痰核

定義

陰茎痰核とは、陰茎の海綿体に発生する繊維性の硬結のことである。

その特徴は**陰茎の背部に線状か斑塊状の結節**が一つ、あるいは数個できることである。明代の汪機著の『外科理例』には、嚢癰のカルテの中に「病弱な人の茎根に大豆状の結核があり、疲労で腫痛する」という記載があり、本病に類似している。

現代医学の陰茎硬結症に相当する。

病因病機

陰茎とは宗筋が集まり、**太陽経・陽明経**に合わさった**多気多血**の絡である。飲食不節では脾が健運作用を失調し、**濁痰**が内生して宗筋に下注する。または肝腎陰虚から**陰虚火旺**となると、津液を焼き尽くして痰となり、痰濁が下注する。あるいは、玉茎を損傷して**脈絡瘀阻**から気血痰濁が宗筋に集結し、結節となる。

弁証論治

本証は中年に多くみられる。陰茎の背側に硬結か線状の斑塊ができ、圧痛はない。大きさは不定で一つか数個できることもある。進展は緩慢で破潰しない。陰茎が勃起した際は痛みがみられるか湾曲に変形する。ひどいと性交に影響があり、陽萎を引き起こすこともある。

○ 内治

痰濁凝結証

症状：陰茎の背側に触れることができる線状の結塊ができる・皮膚の色は変わらない・温度も変化がない・圧痛も顕著ではない・陰茎が勃起時に彎曲し、疼痛がある・舌質淡・舌辺に歯痕・舌苔薄白・脈滑。

治法：温陽通脈・化痰散結

方薬：陽和湯『外科証治全生集』合化堅二陳丸『医宗金鑑』

陽和湯：熟地黄30g、鹿角膠9g、白芥子6g、肉桂・甘草各3g、麻黄・姜炭各2g

化堅二陳丸：陳皮・半夏各30g、白茯苓45g、生甘草・黄連各10g、白僵蚕60g

○ 外治

脾腎陽虚、痰瘀互結の結塊がある場合

陽和解凝膏（ようわげぎょうこう）か黒退消（こくたいしょう）を外敷する。

陽和解凝膏『外科証治全生集』：新鮮な牛蒡の子根葉梗 1500g、新鮮な透骨草・川芎各 120g、附子・桂枝・大黄・当帰・川烏・肉桂・草烏・地竜・白僵蚕・赤芍・白芷・白蘞・白芨・乳香・没薬各 60g、続断・防風・荊芥・五霊脂・木香・香櫞・陳皮各 30g、蘇合油 120g、麝香 30g、菜種油 5000g

黒退消（経験方）：生川烏・生草烏・生南星・生半夏・生磁石・丁香・肉桂・乳香・没薬各 15g、制甘松・硇砂各 9g、竜脳・麝香各 6g

3 男性不育症

定義

男性不育とは、成人夫婦が2年以上同居し、避妊を行わない正常な性生活を行い、男性側に問題があって妊娠できない病証である。

統計では、子供ができない夫婦は全体の約10%、そのうち50～60%は女性側に原因があり、20～25%は男性側に、残り20～25%は両方に原因がある。

病因病機

中医学では、不育症は**腎・心・肝・脾**などと関係が深く、中でも腎との関係が最も密接である。多くは、精子の数が少ない、精子の動きが弱い、無精子、精液の粘稠・陽萎(ようい)・不射精などが原因となる。

1. 腎気虚弱

稟賦不足だと腎気が虚弱で命門火衰のため、陽萎を起こしやすく、ひどいと陽気内虚で精液を射精する力がない。また病気が長引いて陰を傷め、精血を消耗すると精少・精弱となる。あるいは元陰が不足し陰虚火旺から相火が亢進し、精が熱により粘稠で気化できず不育となる。

2. 肝鬱気滞

情志がすっきりせず、鬱怒で肝を傷め、肝気鬱結により疏泄作用が失調すると肝が司る宗筋が萎えてしまう。あるいは気鬱化火から肝火が旺盛となり、腎水を焼き尽くして肝木を養えず宗筋に影響し精竅(せいきょう)を阻滞するため、不育となる。

3. 湿熱下注

もともと肥甘滋膩(ひかんじじ)のものや辛いものを好むと脾胃を傷め、脾の健運が失調すると内生した痰湿が鬱滞して熱化し、命門の火を阻滞するため陽萎や死精など不育の原因となる。

4. 気血両虚

過度に思い悩んだり、疲労・倦怠がひどいと心を傷め、心気が不足して心血を消耗する。また大病や慢性病で元気を傷めると、気血が消耗し、血虚では精液を化生できないため精少や精弱、無精などを引き起こし、不育となる。

弁証論治

弁証においては、まず患者の職業・既往歴・個人生活歴・婚姻史・性生活の状況・過去の精液検査の結果・配偶者の健康状況など詳細に理解しておく必要がある。さらにX線や有毒薬物の使用歴、高温多湿の環境での作業歴、腮腺炎（さいせんえん）（おたふくかぜ）から睾丸炎を併発した病歴があるか、その他の慢性病や長期に服用している薬物があるか、オレイン酸を常食しているか、酒やたばこの習慣なども確認しておく必要がある。

○ 内治

1. 腎陽虚衰証（じんようきょすい）

症状：性欲減退・陽萎・早漏・精子数の減少・精子の運動率低下・射精が無力・腰酸腿軟・疲労・無力感・排尿が水っぽく多い。舌質淡・舌苔薄白、脈沈細。

治法：温補腎陽・益腎填精

方薬：金匱腎気丸（きんきじんきがん）（八味地黄丸）『金匱要略』合五子衍宗丸（ごしえんそうがん）『攝生衆妙方』、羊睾丸湯（ようこうがんとう）（経験湯）

金匱腎気丸：熟地黄 400g・茯苓 300g・山薬 200g・山茱萸・牡丹皮・沢瀉・牛膝・車前子各 100g、桂枝・附子各 50g

五子衍宗丸：枸杞子・菟絲子各 240g、覆盆子 120g、五味子・車前子各 60g

羊睾丸湯：陽起石 20g、仙茅根・淫羊藿・肉蓯蓉・生地黄・熟地黄各 15g、菟絲子・枸杞子・五味子・山茱萸・巴戟天各 10g、附子 9g、羊睾丸 1 対

2. 腎陰不足証（じんいんふそく）

症状：遺精・滑精・精液量減少・精子数減少・精子運動率低下・精液粘稠・精子の畸形率が高い・めまい・耳鳴り・手足心熱。舌質紅・舌苔少、脈沈細。

治法：滋補腎陰・益精養血

方薬：左帰丸（さきがん）『景岳全書』合五子衍宗丸（ごしえんそうがん）『攝生衆妙方』

左帰丸：熟地黄 240g、山萸肉・菟絲子・亀板膠・鹿角膠・枸杞子・山薬各 120g、牛膝 90g

五子衍宗丸：枸杞子・菟絲子各 240g、覆盆子 120g、五味子・車前子各 60g

参考：六味地黄丸（ろくみじおうがん）

地黄 5-6g、山茱萸・山薬・沢瀉・茯苓・牡丹皮各 3g

（※厚生労働省 一般用漢方製剤承認基準による）

3. 肝鬱気滞証（かんうつきたい）

症状：性欲減退・陽萎・あるいは性交時射精できない・精子数減少・運動率低下・精神抑鬱・両脇脹痛・酸味のあるゲップ。舌質暗・舌苔薄、脈沈弦。

治法：疏肝解鬱・温腎益精

方薬：柴胡疏肝散『証治準縄』合五子衍宗丸『攝生衆妙方』

柴胡疏肝散：柴胡・陳皮各 6g、川芎・香附子・枳殻・芍薬各 4.5g、甘草 1.5g

五子衍宗丸：枸杞子・菟絲子各 240g、覆盆子 120g、五味子・車前子各 60g

参考：四逆散

柴胡 2-5g、芍薬 2-4g、枳実 2g、甘草 1-2g

（※厚生労働省 一般用漢方製剤承認基準による）

4. 湿熱下注証

症状：陽萎・勃起不堅・精子数減少・死精子数増加・小腹部急満・排尿短赤。舌苔薄黄、脈弦滑。

治法：清熱利湿

方薬：程氏萆薢分清飲『医学心悟』

萆薢 9g、車前子・丹参各 7.5g、白朮・茯苓各 6g、蓮子芯 4g、菖蒲・黄柏各 3g

5. 気血両虚証

症状：性欲減退・陽事不興・精子数減少・精子生存率低下・精子運動率低下・疲れ・倦怠感・顔色に艶がない。舌質淡・舌苔薄白、脈沈細無力。

治法：補益気血

方薬：十全大補湯『医学発明』

熟地黄・当帰・黄耆・茯苓各 9g、白朮・白芍各 4.5g、人参・川芎・甘草各 3g、肉桂 1.5g

このほか、精子生存率・運動率の低い者には、仙霊脾（淫羊藿）・巴戟天・菟絲子・生黄耆を加える。死精子数・畸形精子数の多い者には、土茯苓・蚤休を加える。精液中に膿細胞の多い者には、蒲公英・紅藤・黄柏を加える。精液が液化できず塊状の者には、沢瀉・牡丹皮・麦門冬・当帰・生地黄などを加える。

4　慢性前立腺炎

定義

慢性前立腺炎とは、青年・中年男性常見の生殖系統総合征である。

本病は中医学の「**白濁**」「**労淋**」「**腎虚腰痛**」の範疇で、また病位が精室のため「精濁」とも呼ばれている。主な症状は、**会陰部や小腹部の脹痛・排尿異常・尿道の灼熱感**で、その特徴は発病は緩慢、病状は頑固、繰り返し発作を起こし、治癒しづらい。

前立腺炎は臨床では急性・慢性、有菌性・無菌性、特異性・非特異性の区別があり、中でも慢性無菌性非特異性前立腺炎が比較的多い。

病因病機

中医学では、いくつかの原因が考えられる。まず、**相火が妄動**しても願いが叶わなかったり、射精を我慢したりすると、腎火が鬱滞して散らず、離位の精が白濁となる。または、性交時に不潔で、精室が空虚になると**湿熱**が精道から侵入し、湿熱が壅滞して**気血が瘀阻**するため発病する。あるいは慢性病から陰を傷め、腎陰が消耗すると**陰虚火旺**の証候がみられる。陽虚体質が慢性化すると、火の勢いが衰微して**腎陽不足**の証候が出やすい。

現代医学では前立腺炎の原因は複雑で、病原菌が血管やリンパを通って前立腺に到達するか、後尿道や泌尿器・生殖器系統に感染したものが前立腺に蔓延したり、あるいは尿液が逆流して前立腺管に入り込んで起こると考えられる。あるいはマイコプラズマやクラミジアのような病原微生物が直接尿道に感染したり、免疫系統の原因などもある。

弁証論治

臨床症状は様々で不確定である。ある患者は軽微な頻尿・尿の急迫感・排尿痛・尿道内の灼熱感や排尿時の不快感がみられる。また患者の中には、排尿の終わりのころや排便でいきむ時に尿道から乳白色の前立腺液が出るものもいる。多くの患者は尾骶骨・鼠蹊部・下腹部・会陰部などに墜脹感や鈍痛を伴い、その痛みは恥骨上、陰茎、睾丸、内股まで引っ張られる。また一部の患者は病程が長いため、陽萎・早漏・遺精・射精痛がみられたり、めまい・耳鳴り・失眠・多夢・腰痠・無気力など神経が衰弱した症状を伴うものもいる。

○ 内治

1. 湿熱蘊結証

症状：頻尿・尿の急迫感・排尿痛・尿道内の灼熱感・排尿の終わりのころに尿道から

乳白色の前立腺液が出る・会陰・尾骶骨・睾丸・少腹部の墜脹痛。舌苔黄膩、脈滑数。

治法：清熱利湿

方薬：竜胆瀉肝湯『蘭室秘蔵』、八正散『太平恵民和剤局方』

竜胆瀉肝湯：竜胆草・黄芩・山梔子・沢瀉各 3g、木通・車前子・当帰・生地黄・柴胡・甘草各 1.5g

八正散：萹蓄・瞿麦・木通・車前子・滑石・大黄・山梔子・甘草梢・灯心草各 3-6g

2. 気滞血瘀証

症状：病程が長い・少腹部・会陰・睾丸・尾骶骨部の墜脹感や疼痛・排尿時もすっきりしない。舌質暗・瘀斑がある・舌苔白か薄黄、脈沈渋。

治法：活血祛瘀・行気止痛

方薬：前列腺湯（経験方）

敗醤草・蒲公英各 20g、丹参・沢蘭・赤芍・桃仁・王不留行各 10g、紅花・乳香・没薬各 4.5g、青皮・川楝子・白芷各 6g、小茴香 3g

3. 陰虚火旺証

症状：排尿時や排便時に白濁がみられる・尿道の不快感・遺精・血精・腰痠膝軟・五心煩熱・失眠・多夢。舌質紅・舌苔少、脈細数。

治法：滋陰降火

方薬：知柏地黄丸『医宗金鑑』

熟地黄 24g、山薬・山茱萸各 12g、沢瀉・牡丹皮・茯苓各 9g、知母・黄柏各 6g

参考：六味地黄丸

地黄 5-6g、山茱萸・山薬・沢瀉・茯苓・牡丹皮各 3g

（※厚生労働省 一般用漢方製剤承認基準による）

4. 腎陽虚損証

症状：多くは中年以降・排尿がダラダラ続く・腰痠膝痛・陽萎・早漏・身体の冷え。舌質淡・胖大・舌苔白、脈沈細。

治法：補腎助陽

方薬：済生腎気丸（牛車腎気丸）『済生方』

熟地黄 160g、茯苓 120g、山茱萸・山薬各 80g、沢瀉・牡丹皮各 60g・牛膝・車前子各 40g、肉桂・附子各 20g

○ 外治

1. 温水坐浴

1 日 2 回・毎回 20 分。

2. 肛門用薬

野菊花を肛門内に 3 〜 4cm 挿しこむ：1 日 2 回・毎回 1 枚。

5　前立腺増生症

定義

前立腺増生症とは俗に前立腺肥大ともいわれ、男性の常見疾患の一つである。

本病は中医学の「精癃」「癃閉」の範疇である。

臨床の特徴では、頻尿・夜間尿の回数増加・排尿困難がみられ、ひどいと尿閉や尿失禁、さらには腎機能障害などに発展する。

病因病機

本病の多くは**55歳以上の男性患者**で、次第に進行していく頻尿、特に夜間尿が顕著で、排尿困難や排尿線が細くなるという特徴がある。患者の中には尿液を長期的に排出できず、膀胱内に余尿が増えて仮性尿失禁になる者もいる。

発病では受寒・労累・尿閉・便秘などが原因で急性尿貯留を発症し、ひどいと腎機能障害や腎機能不全などに発展することもある。また尿路感染・膀胱結石・疝気・脱肛などを併発する患者もいる。

本病の病理基礎は老化による**腎気虚衰**から気化作用が不利になり、**血行が不暢**となって腎と膀胱の機能が失調したために起こる。

1. 脾腎両虚

老化により脾腎気虚となり、推動作用が無力で水湿を運化できないため、痰湿が凝集し尿道を阻滞するため本病を発症する。

2. 気滞血瘀

前立腺は肝経が循行する部位で、肝気鬱結で疏泄作用が失調すると気血瘀滞となって尿道を阻塞する。または、年配者で気虚陽衰だと気血を運行できず、痰を形成して痰と血が凝滞して尿道を塞ぐ。あるいは尿閉が長引き、瘀濁が停滞すると膀胱の気化作用を失調するため本病を発症する。

3. 湿熱蘊結

鬱滞した水湿が熱化したり、飲食の不節から湿熱を内生したり、外感の湿熱邪気を感受したり、酒などを好み湿熱を内生して下焦に流れ込み、瘀滞すると本病を発症する。

弁証論治

○ 内治

1. 湿熱下注（しつねつげちゅう）証

症状：頻尿・尿の色は黄赤・尿道の灼熱感や渋痛・排尿不調・ひどいと点滴不通・小腹脹満・大便乾燥・口苦・口粘。舌質暗紅・舌苔黄膩、脈滑数・弦数。

治法：清熱利湿・消癃通閉（しょうりゅうつうへい）

方薬：八正散（はっしょうさん）『太平恵民和剤局方』

八正散：萹蓄（へんちく）・瞿麦（くばく）・木通・車前子・滑石・大黄・山梔子・甘草梢・灯心草各 3-6g

2. 脾腎気虚（ひじんききょ）証

症状：頻尿・排尿困難・尿線細・ひどいと夜間遺尿・尿閉不通・疲れ・無気力・食欲不振・味がしない・顔色に艶がない・軟便・脱肛。舌質淡・舌苔白、脈細無力。

治法：補脾益気・温腎利尿

方薬：補中益気湯（ほちゅうえっきとう）『脾胃論』加菟絲子・肉蓯蓉・補骨脂・車前子

黄耆 15-30g、人参・白朮・当帰各 9g、炙甘草・陳皮各 6g、柴胡・升麻各 3g

3. 気滞血瘀（きたいけつお）証

症状：排尿不調・尿線細・あるいは点滴不通・尿道の渋痛・閉塞不通・小腹部の脹満、鈍痛・稀に血尿。舌質暗・瘀点、瘀斑・舌苔白か薄黄、脈渋か弦。

治法：行気活血・通竅利尿

方薬：沈香散（じんこうさん）加減『閻氏小児方論』

赤芍・冬葵子・白朮各 23g、沈香・瞿麦・当帰・王不留行（おうふるぎょう）・石葦（せきい）・滑石各 15g、甘草 7.5g

4. 腎陰虧虚（じんいんききょ）証

症状：頻尿・排尿不調・尿量少・熱感・尿色赤・閉塞不通・めまい・耳鳴り・腰痠膝軟・五心煩熱・便秘。舌質紅・少津・舌苔少か黄、脈細数。

治法：滋補腎陰・通竅利尿

方薬：知柏地黄丸（ちばくじおうがん）『医宗金鑑』加丹参・琥珀・王不留行・地竜

熟地黄 24g、山薬・山茱萸各 12g、沢瀉・牡丹皮・茯苓各 9g、知母・黄柏各 6g

参考：六味地黄丸（ろくみじおうがん）

地黄 5-6g、山茱萸・山薬・沢瀉・茯苓・牡丹皮各 3g

（※厚生労働省 一般用漢方製剤承認基準による）

5. 腎陽不足証

症状：頻尿・特に夜間がひどい・尿線が細い・余滴が止まらない・排尿時間が短縮・すっきり出ない・ひどいと尿閉不通・精神萎靡・顔色艶なし・畏寒・冷え。舌質淡潤・舌苔薄白、脈沈細。

治法：温補腎陽・通竅利尿

方薬：済生腎気丸（牛車腎気丸）『済生方』

熟地黄 160g、茯苓 120g、山茱萸・山薬各 80g、沢瀉・牡丹皮各 60g・牛膝・車前子各 40g、肉桂・附子各 20g

○ 外治

1. 臍療法

にんにく 1 個、生梔子 3 枚に塩少々を混ぜてすりつぶし、泥状にして臍に塗る。または葱白を泥状にすりつぶして麝香少々を加えて臍部に塗り、布で固定する。あるいは食塩 250g を炒めた物を布でくるみ、臍部にあてる。中身が冷えたら再度炒めて温める。

2. 浣腸法

大黄 15g、沢蘭・白芷各 10g、肉桂 6g の煎じ液 150ml を毎日 1 回浣腸する。

第８章のポイント

■子癰

1. 定義

2. 病因病機：①湿熱下注　②気滞痰凝

3. 弁証論治

○内治

1）湿熱下注証：治法：清熱利湿・解毒消腫　方薬：竜胆瀉肝湯／枸橘湯

2）気滞痰凝証：治法：疏肝理気・化痰散結　方薬：橘核丸

■陰茎痰核

1. 定義

2. 病因病機

3. 弁証論治

○内治

痰濁凝結証：治法：温陽通脈・化痰散結　方薬：陽和湯合化堅二陳丸

■男性不育症

1. 定義

2. 病因病機：①腎気虚弱　②肝鬱気滞　③湿熱下注　④気血両虚

3. 弁証論治

○内治

1）腎陽虚衰証：治法：温補腎陽・益腎填精
　　方薬：金匱腎気丸合五子衍宗丸／羊睾丸湯

2）腎陰不足証：治法：滋補腎陰・益精養血　方薬：左帰丸合五子衍宗丸

3）肝鬱気滞証：治法：疏肝解鬱・温腎益精
　　方薬：柴胡疏肝散合五子衍宗丸

4）湿熱下注証：治法：清熱利湿　方薬：程氏萆薢分清飲

5）気血両虚証：治法：補益気血　方薬：十全大補湯

■慢性前立腺炎

1. 定義

2. 病因病機

3. 弁証論治

○内治

1）湿熱蘊結証：治法：清熱利湿　方薬：竜胆瀉肝湯／八正散

2）気滞血瘀証：治法：活血祛瘀・行気止痛　方薬：前列腺湯

3）陰虚火旺証：治法：滋陰降火　方薬：知柏地黄丸

4）腎陽虚損証：治法：補腎助陽　方薬：済生腎気丸

■**前立腺増生症**

1. 定義

2. 病因病機：①脾腎両虚　②気滞血瘀　③湿熱蘊結

3. 弁証論治

○内治

1）湿熱下注証：治法：清熱利湿・消癃通閉　方薬：八正散

2）脾腎気虚証：治法：補脾益気・温腎利尿　方薬：補中益気湯加味

3）気滞血瘀証：治法：行気活血・通竅利尿　方薬：沈香散

4）腎陰虧虚証：治法：滋補腎陰・通竅利尿　方薬：知柏地黄丸加味

5）腎陽不足証：治法：温補腎陽・通竅利尿　方薬：済生腎気丸

第9章

周囲血管疾病
～3病証

●周囲血管とは、心・脳・腎などの臓器および組織に分布している血管以外の血管のことで、主に動脈・静脈を指す。周囲血管疾病は主に動脈・静脈に発生する病気であり、例えば、動脈硬化・大動脈炎・動脈閉塞症、静脈血栓症などがある。

1 血栓性浅静脈炎

定義

血栓性浅静脈炎とは体表浅静脈の血栓性・炎症性病変のことである。

臨床では、**浅静脈の走行部位にミミズ腫れ状の突起**がみられ、**硬く痛む**のが特徴である。多くは青壮年に発症し、四肢に最も多く、次に胸腹部にみられる。中医学では「赤脈（せきみゃく）」「青蛇毒（せいじゃどく）」「悪脈（あくみゃく）」「黄鰍癰（おうしゅうよう）」などの範疇となる。本病は季節と無関係の多発病で、男女ともに羅患する。

病因病機

本病の多くは**湿熱蘊結（しつねつうんけつ）・寒湿凝滞（かんしつぎょうたい）・痰濁瘀阻（たんだくおそ）・脾虚失運（ひきょしつうん）・外傷血脈（がいしょうけつみゃく）**などが原因で**気血の運行が不暢**となり脈中に停留したために発症する。

つまり、本病は湿邪から発症し、熱と合えば蘊結し、寒と合えば凝滞し、内湿と相まって脾を失調して**痰湿**を内生することが本病の標であり、経脈が損傷し、気血が不暢となって**絡道を瘀阻する**ことが本病の本となる。

1. 湿熱蘊結

飲食の不節や脂こく味の濃いもの、辛い刺激物などを好む者は、脾胃の機能が損傷し水湿の運化作用が失調して、火毒を内生し湿熱積毒（しつねつせきどく）を脈中に下注するため起こる。あるいは寒湿が脈絡に凝滞し、それが熱化して起こる。

2. 肝気鬱滞

情志の抑鬱や憤怒の感情は肝を傷め、条達作用を失い疏泄が不利になって、それが慢性化し気病が血におよび、脈絡が不調になって瘀血が停滞する。

3. 外傷筋脈

長期間立ちっぱなしだったり、打撲や捻挫、擦り傷・切り傷、外科的な手術や輸血・輸液などは血脈を損傷し、悪血が留滞して散らないと本病に至る。

弁証論治

発病部位は四肢、特に下肢が多く、次いで胸腹壁部分にみられる。

初期（急性期）は浅層脈絡（静脈）の径路上にみられるミミズ腫れ状の突起があり、患部は痛みや赤みを伴い、触ると硬く熱感がある。さらに按圧すると痛みが顕著で、肢体が重だるく、一般的に全身症状はみられない。

後期（慢性期）は患部に黄褐色のミミズ腫れが残り、押すと弦のようで痛みを伴い、あるいは結節が潰れると鎌瘡（れんそう）を形成する。臨床では以下の３種類が常見である

1. 肢体血栓性浅静脈炎

臨床では最も常見で、下肢が上肢よりも多く、筋瘤（きんりゅう）の病歴を持つ。臨床表現では１本の浅静脈に沿って痛み・赤み・腫れ・灼熱感を伴い、結節や硬いミミズ腫れ状の突起部は圧痛が顕著である。周囲の組織にまで影響が出た場合は、浅静脈周囲炎を発症する。また患者は微熱を伴い、立っていると痛みが強くなる。患部の炎症が消えた後は、局部的に色素沈着や無痛性の繊維硬化がみられるが、一般的に１～３ヵ月後には全て消失する。

2. 胸腹壁浅静脈炎

多くは片側の胸腹壁にみられる１本のミミズ腫れ状の突起物で、長さは 10 ～ 20㎝、皮膚は紅く腫れ、軽度の刺痛を伴う。肢体を動かすと、局部的に牽掣（けんせい）痛があり、ミミズ腫れの両端を押すと皮膚上に１本の陥没した浅い溝が現れ、炎症が消えると皮膚に色素沈着が残る。一般的に全身症状はみられない。

3. 遊走性血栓性浅静脈炎

発病部位は四肢に多く、遊走性のある浅静脈の血栓性炎症が発作的にみられ、一部の炎症性の硬結が消えた後、他の場所から同じ症状がみられ、遊走性・間欠性・反復発作性を特徴としている。また微熱や全身の不快感などを伴う。

○ 内治

1. 湿熱蘊結証（しつねつうんけつしょう）

症状：患肢の腫脹・熱感・皮膚の発赤・脹痛・喜冷悪熱（きれいあくねつ）・ミミズ腫れ・あるいは微悪寒・発熱。舌苔黄膩・厚膩、脈滑数。

治法：清熱利湿・解毒通絡

方薬：清利通絡湯（せいりつうらくとう）（経験方）

金銀花・蒲公英・紫花地丁・鶏血藤・炮甲珠（穿山甲）・車前子・生薏苡仁・茯苓・白花蛇舌草各等分

2. 脈絡瘀阻証（みゃくらくおそしょう）

症状：患肢の疼痛・腫脹・皮膚の色は紅紫・動くと悪化・脹脛（ふくらはぎ）を押すと刺痛・あるいはミミズ腫れを触ると弓の弦のよう。舌体瘀点、瘀斑、脈沈細・沈渋。

治法：活血化瘀・行気散結

方薬：活血通脈湯（かっけつつうみゃくとう）（経験方）加鶏血藤・桃仁・忍冬藤

丹参・鶏血藤・生黄耆各 25g、蒲公英 20g、赤芍・天葵子・天花粉・紫花地丁各 10g、乳香・没薬各 12g

3. 肝気鬱結証

症状：胸腹壁にミミズ腫れ・固定不移・刺痛・脹痛・牽掣痛・胸の痞え・ゲップ。舌質淡紅・瘀点、瘀斑・舌苔薄、脈弦・弦渋。

治法：疏肝解鬱・活血解毒

方薬：柴胡清肝湯『医宗金鑑』、復元活血湯『医学発明』

柴胡清肝湯：川芎・当帰・白芍・生地黄・柴胡・黄芩・山梔子・天花粉・防風・牛蒡子・連翹・甘草各 3g

復元活血湯：柴胡 15g、瓜蔞根・当帰各 9g、紅花・甘草・穿山甲各 6g、大黄 30g、桃仁 50 個

○ 外治

1. 初期

消炎軟膏や金黄膏を外敷、毎日 1 回薬を交換。局部の腫れが退いたら抜毒膏を貼敷。

消炎軟膏：スルファチアゾール 50g・酸化亜鉛 50g・タラの肝油 10g・ユーカリオイル 4.5g・ラノリン 150g・ワセリン 1000g

金黄膏：金黄散 1/20 ＋ワセリン 8/10 を軟膏にする。

金黄散『医宗金鑑』：大黄・黄柏・姜黄・白芷各 2500g、南星・陳皮・蒼朮・厚朴・甘草各 1000g、天花粉 5000g

抜毒膏『丹溪心法附余』：南皂角・五倍子・乳香・没薬・雄黄の生用の等分を細末にする。

2. 後期

薫洗療法を行う：当帰尾・紅花・威霊仙各 12g、白芷・羌活・独活・桃仁・海桐皮各 9g、生艾葉 15g、生姜 60g の煎じ液で薫洗する。活血通絡・疏風散結の効能がある。

2　臁瘡

定義

臁瘡とは下腿骨の脛骨部位に発症する慢性の潰瘍である。「袴口瘡」「裙風」「爛腿」ともいわれる。本病の多くは久立・久行（長期間立ちっぱなしや歩きっぱなし）の者に多くみられ、筋瘤の後期に併発する。主に両下腿骨の内・外側の下 1/3 の部位に発症し、特徴は**長期間収口しない**、あるいは収口しても季節に関係なく**再発しやすい**。

現代医学の下肢慢性潰瘍に相当する

病因病機

本病の多くは長時間立ちっぱなしだったり、過度な負荷を下腿骨の筋脈にかけてしまい、青筋暴露から脈絡に瘀血が停滞してそれが熱化する、あるいは脛部の外傷した皮膚に病毒が感染して湿熱邪気が下注したため、傷口の癒合が悪く発症する。

現代医学では、下肢の深・浅静脈や支静脈の構造異常や、静脈圧の増加により脛部の皮膚部に営養が行きとどかない上に、長期的な深静脈弁膜機能不全や深静脈血栓の後遺症により下肢深静脈の血流が不暢となり潰瘍が形成されたことが主な原因だと考えている。長期間の立ちっぱなしや、腹圧の高過ぎ、皮膚局部の損傷が潰瘍を発症する誘因となっている。

弁証論治

本病は久立・久行の者に多くみられる、筋瘤病後期の併発症の一つである。

初期は脛部の腫脹・色素沈着・沈重感・局部の青筋怒張・朝は軽微で夜に悪化する・年毎に悪化する・あるいは浅静脈炎、うっ血性皮膚炎、湿疹など静脈機能不全の症状が現れ、続けて脛部の下 1/3 の部位（足靴区）の内側・外側の持続的な満腫や皮膚の苔癬様の裂け目や糜爛から水が出たり、潰瘍ができたりする。

潰瘍がある程度拡大すると、辺縁は安定し周囲が紅く腫れ、長期間癒合しなかったり、繰り返し発症したりする。

後期は傷口が陥没し、辺縁が高く盛り上がり瘡面の肉は灰色か暗い色、水は濁り周囲の皮膚の色は暗紅か紫黒で湿疹のような痒みがあり、なかなか治癒しない。さらに感染すると潰瘍が化膿し、出血も伴う。ひどいと膝から足背まで、深さは骨膜まで潰瘍が拡大する。中には長年治癒しない患者もおり、毒が奥深くまで侵入すると岩のようになるものもいる。

○ 内治

1. 湿熱下注証（しつねつげちゅう）

症状：脛部の青筋怒張・局部の痒み・紅く腫れる・疼痛・続けて破潰・滲出液が出る・瘡面は腐暗・口渇・便秘。舌苔黄膩、脈滑数。

治法：清熱利湿・和営解毒

方薬：二妙丸（にみょうがん）『丹溪心法』合五神湯（ごしんとう）『外科真詮』

二妙丸：蒼朮 180g・黄柏 120g

五神湯：金銀花 90g、茯苓・車前子・紫花地丁各 30g、牛膝 15g

2. 気虚血瘀証（ききょけつお）

症状：病程が長引く・瘡面は蒼白・肉芽の色は淡・周囲の皮膚の色は黒暗・板のように硬い・肢体が重だるい・倦怠感・無力感。舌淡紫・瘀斑・舌苔白、脈細渋無力。

治法：益気活血・祛瘀生新

方薬：補陽還五湯（ほようかんごとう）『医林改錯』合四妙湯（しみょうとう）『外科説約』

補陽還五湯：黄耆 120g、当帰 6g、赤芍薬 5g、地竜・川芎・紅花・桃仁各 3g

四妙湯：黄耆・当帰・金銀花・甘草を各等分

○ 外治

1. 初期

局部が紅く腫れ、潰瘍が破れて滲出液の量が多いものは洗薬する。

馬歯莧 60g、黄柏 20g、大青葉 30g の煎じ液で 1 日 3 ～ 4 回、温湿布する。

局部が紅く腫れ、滲出液の量が少ないものは金黄膏（きんおうこう）を 1 日 1 回塗布する。また少量の九一丹（くいちたん）を瘡面上に散布し、その上に金黄膏を塗布するのもよい。

金黄膏：金黄散 1/20　＋　ワセリン 8/10 を軟膏にする。

金黄散『医宗金鑑』：大黄・黄柏・姜黄・白芷各 2500g、南星・陳皮・蒼朮・厚朴・甘草各 1000g、天花粉 5000g

九一丹『医宗金鑑』：熟石膏 4.5g・升丹 0.5g を細末にする。

2. 後期

長期間傷口が治まらず、皮膚が黒く陥没して腐肉が脱落せず、濁った水が出てくる場合は、八二丹（はちにたん）を胡麻油で調整したものを瘡面に塗布して包帯で押え、毎週 2 回薬を換える。夏場は毎日換えるとよい。また白糖膠布療法を用いてもよい。

腐肉が脱落し、新たな肌肉ができてきた者には、生肌玉紅膏（しょうきぎょくこうこう）を 2 日に 1 回、あるいは毎週 2 回交換する。周囲に湿疹がみられる者には、青黛散（せいたいさん）調胡麻油を蓋貼する。

八二丹（経験方）：煅石膏 4g・升丹 1g を細末にする。

生肌玉紅膏『外科正宗』：当帰・白蠟各 60g、白芷 15g・軽粉・血竭各 12g、甘草 36g、紫草 6g、胡麻油 500g

青黛散（経験方）：青黛・黄柏各 60g、石膏・滑石各 120g

3　脱疽

定義

脱疽とは、四肢末端の壊死、ひどいと指・趾が脱落する一種の慢性周囲血管疾病である。「脱骨疽」ともいわれる。

臨床の特徴は、**四肢末端や下肢**が、**冷え**て色も**蒼白**になり、**痺れ**、**間欠性跛行**を伴い、次第に**痛み**がひどくなり、さらに日が経つと指・趾が**黒く壊死**し、ひどいと脱落してしまう。青壮年の男性・年配者・糖尿病患者の発症が多い。

現代医学の血栓閉塞性脈管炎、動脈硬化性閉塞症、糖尿病足に相当する。

病因病機

血栓閉塞性脈管炎は主に寒冷の季節に発症しやすく、20 ～ 40 歳の男性に多くみられる。まず片側の下肢に発症し、続けてもう一方にも発症する。中には上肢にまでおよぶ者もいる。患者の多くは、受冷・潮湿・喫煙・外傷などの病歴がある。

動脈硬化性閉塞症の多くは年配者で、高脂血症、高血圧、動脈硬化の病歴があり、主に大・中動脈に発症する。

糖尿病足の多くは糖尿病歴があり、尿糖・血糖が高く大動脈や微小動脈に発症する。

本病は主に**脾気不健**や**腎陽不足**に加え、外感の寒凍を感受して**寒湿邪気**が侵入して発病する。また脾気不健で化生不足のため気血虧虚となり、さらに気陰両虚から内側の臓腑を栄養できず、外側の四肢も充養できない。また脾腎の陽気不足で四肢の温養ができず、そこへ寒湿の邪気が侵入すると**気血を凝滞**し、**経絡を阻塞**するため「不通則痛」となる。四肢の気血が不十分だと皮肉が濡養されず、壊死・脱落を起こす。もし寒邪が鬱滞して熱化し、湿熱が内生すると指・趾が紅く腫れ、潰膿がみられる。熱邪が陰を焼き尽くして陰虚火旺が長引くと**陰血を消耗**し四肢・関節を栄養できず壊死・脱落を起こす。

臨床分期

脱疽の進行過程により、本病を三期に分けている。

1. 一期（局部缺血期）

患肢末端の冷え・寒がり・痺れ・痠痛・間欠性跛行・毎回 500 ～ 1000m 歩くと患肢ふくらはぎや足底に墜脹疼痛感が現れ、跛行がみられる。短時間の休息で症状は緩解・消失するが再び歩き出すと、短い距離でも同様の痛みがみられる。

病状の悪化に伴い、歩行距離は次第に短くなる。他には軽度の筋肉萎縮・皮膚の乾燥感・皮膚が灰色になる・皮膚の温度が健康な足に比べ低くなる・足背動脈、脛後動脈の拍動が弱まり、脹脛部に遊走性の紅いミミズ腫れがみられる者もいる。（遊走性血栓性浅静脈炎）

2. 二期（営養障害期）

患肢末端の冷え・寒がり・痺れ・墜脹疼痛感・間欠性跛行は悪化し、安静にしていても痛みがあり、夜間にひどくなる。寝つきが悪くなり、膝を抱えて座り込むようになる。患肢の筋肉が明らかに萎縮し、皮膚の乾燥感・汗毛の脱落・足の爪が厚くなり伸びる速度が遅くなる。皮膚の色が蒼白か潮紅か紫紅になり、患肢の足背動脈、脛後動脈の拍動が消失する。

3. 三期（壊死期・壊疽期）

二期からさらに悪化し、足趾が紫紅に腫れて壊死し、または足趾が黒く干性壊疽（えそ）となる。

壊疽はまず足趾１本から数本へと次第に広がって感染を合併すると明らかに紅く腫れ、痛みが激烈で全身に発熱がある。積極的に治療を行うと患肢の紅腫は退き、壊疽も極限的となり潰瘍も治癒する。

もし壊疽が足背より上まで進展した場合、紅腫疼痛はコントロールできなくなる。さらに病程が長引くと疲労・無気力・食欲不振・口乾・痩せ、ひどいと壮熱・意識不明が現れる。

壊疽の範囲は３等級に分類される。

１級：壊疽が足趾や手指などの極限的な部位

２級：壊疽が足跖部分（足裏）

３級：壊疽が足背・踵・踝関節さらにその上まで発展したもの

弁証論治

○ 内治

1. 寒湿阻絡証（かんしつそらくしょう）

症状：患肢の喜暖怕冷（きだんはくれい）・麻痺・痠脹疼痛・歩くと悪化・休むと軽減・皮膚が蒼白・触ると冷たい・趺陽脈（ふようみゃく）の拍動が減弱。舌質淡・舌苔白膩、脈沈細。

治法：温陽散寒・活血通絡

方薬：陽和湯（ようわとう）『外科証治全生集』

熟地黄 30g・鹿角膠 9g・白芥子 6g、肉桂・甘草 3g、麻黄・姜炭 2g

2. 血脈瘀阻証（けつみゃくおそしょう）

症状：患肢の痠脹疼痛が特に夜に悪化・痛くて眠れない・歩行困難・患肢の皮膚の色が暗紅・紫暗・下垂する時に色が更に悪化・皮膚が冷たく乾燥している・筋肉

萎縮・趺陽脈の拍動が消失。舌質暗紅・瘀斑・舌苔薄白、脈弦渋。

治法：活血化瘀・通絡止痛

方薬：桃紅四物湯『医宗金鑑』加穿山甲・地竜・乳香・没薬

熟地黄・白芍・当帰各 12g、桃仁・川芎各 6g、紅花 3g

3. 湿熱毒盛証

症状：患肢の激痛・昼は軽く夜は悪化・局部の腫脹・皮膚の色は紫暗・病邪が蔓延し、糜爛や潰瘍・肉色は鮮明ではない・身熱・口渇・便秘・尿赤。舌質紅・舌苔黄膩、脈弦数。

治法：清熱利湿・活血化瘀

方薬：四妙勇安湯『験方新編』

金銀花・玄参各 90g、当帰 30g・甘草 15g

4. 熱毒傷陰証

症状：皮膚の乾燥・毫毛脱落・趾（指）の爪が厚く変形・肌肉萎縮・趾（指）の干性壊疽・口渇欲飲・便秘・尿赤。舌質紅・舌苔黄、脈弦細数。

治法：清熱解毒・養陰活血

方薬：顧歩湯『外科真詮』

黄耆・石斛・当帰・金銀花・牛膝・紫花地丁各 30g・菊花・蒲公英各 15g・甘草・人参各 9g

5. 気陰両虚証

症状：病程が長い・壊死した組織が脱落・傷跡が癒合しない・肉芽が暗紅か淡で不鮮明・倦怠感・無力感・口渇・飲みたくない・顔色に艶がない・痩せ・五心煩熱。舌質淡・舌尖紅・舌苔少、脈細無力。

治法：益気養陰

方薬：黄耆鼈甲湯『医学入門』

人参・肉桂・桔梗・生地黄・半夏・紫苑・知母・赤芍・黄耆・炙甘草・桑白皮・天門冬・鼈甲・秦艽・白茯苓・地骨皮・柴胡を各等分

○ 外治

1. 未潰者

衝和膏、紅霊丹油膏の外敷あるいは当帰 15g・独活 30g・桑枝 30g・威霊仙 30g を煎じた汁で患部を毎日 1 回洗う。

または附子・乾姜・呉茱萸の等分を粉末にして蜜で調え患肢の湧泉穴に外敷し、毎日薬を 1 回交換する。薬疹がみられたら即中止する。

あるいは紅霊酒で患肢の足背・脹脛をよく揉む。毎日 20 分、1 日 2 回。

衝和膏『外科正宗』：紫荊皮 150g・独活 90g・赤芍 60g・白芷 30g・石菖蒲 45g

を細末にする。

紅霊丹（経験方）：雄黄 18g・乳香 18g・煅月石 30g・青礞石 9g・没薬 18g・氷片 9g・火硝 18g・朱砂 60g・麝香 3g

紅霊丹油膏：紅霊丹 45g ＋ワセリン 300g

2. 已潰者

潰瘍部位の面積が小さい者には上記の中薬で薫洗後、生肌玉紅膏（しょうきぎょくこうこう）を外敷。

生肌玉紅膏『外科正宗』：当帰 60g・白芷 15g・白蠟 60g・軽粉 12g・甘草 36g・紫草 6g・血竭 12g・胡麻油 500g

第９章のポイント

■血栓性浅静脈炎

1. 定義

2. 病因病機：①湿熱蘊結　②肝気鬱滞　③外傷筋脈

3. 弁証論治

○分類：①肢体血栓性浅静脈炎　②胸腹壁浅静脈炎
③遊走性血栓性浅静脈炎

○内治

1）湿熱蘊結証：治法：清熱利湿・解毒通絡　方薬：清利通絡湯

2）脈絡瘀阻証：治法：活血化瘀・行気散結　方薬：活血通脈湯加味

3）肝気鬱結証：治法：疏肝解鬱・活血解毒　方薬：柴胡清肝湯／復元活血湯

■臁瘡

1. 定義

2. 病因病機

3. 弁証論治

○内治

1）湿熱下注証：治法：清熱利湿・和営解毒　方薬：二妙丸合五神湯

2）気虚血瘀証：治法：益気活血・祛瘀生新　方薬：補陽還五湯合四妙湯

■脱疽

1. 定義

2. 病因病機

3. 臨床分期：①一期（局部缺血期）　②二期（営養障害期）
③三期（壊死期・壊疽期）

4. 弁証論治

○内治

1）寒湿阻絡証：治法：温陽散寒・活血通絡　方薬：陽和湯

2）血脈瘀阻証：治法：活血化瘀・通絡止痛　方薬：桃紅四物湯加味

3）湿熱毒盛証：治法：清熱利湿・活血化瘀　方薬：四妙勇安湯

4）熱毒傷陰証：治法：清熱解毒・養陰活血　方薬：顧歩湯

5）気陰両虚証：治法：益気養陰　方薬：黄耆鼈甲湯

第10章 その他の外科疾病 ~2病証

●強烈な熱による皮膚・筋肉の急性損傷性の疾病を焼傷という。
大腸に発生する急性化膿性疾病を腸癰という。

1 焼傷

定義

焼傷（やけど）とは、火焔・灼熱性の気体、液体、固体など・電流・化学物質・放射線などにより人体の局部や全身に起こる急性損傷性の疾病のことである。床古代では火傷と湯燙が多かったため、「水火燙傷」「湯溌火傷」「火傷瘡」「湯火傷」「火瘡」などとも呼ばれた。現代では科学の進歩で化学焼傷・放射線焼傷・電撃傷なども現れた。

病因病機

強烈な熱が人体を侵害し、**皮肉を腐爛**させて発症する。強烈な熱とは、具体的に火焔・熱湯（熱油）・蒸気・電流・激光・放射線・化学物質や火器などによるものである。軽症では皮肉の損傷のみだが、重症になるとそれ以外にも火毒が旺盛で津液を消耗し陽気も損傷するため、**気陰両虚**となる。また**火毒**が営血に侵入し、臓腑に影響するため、**臓腑失和**や陰陽の平衡失調を起こし、さらに死亡することもある。

現代医学では、高温は直接局部の組織や細胞を損害し、変質・壊死・炭化させると考えられている。広い面積で重篤な火傷を負うと、全身に変化が現れ、早期に大量の体液を消耗し、激しい痛みからショック症状を引き起こすこともある。また体液を回復する時期や焼け焦げたかさぶたが剥がれる時期は、細菌感染から膿毒敗血症を引き起こすこともある。創面が修復して癒合した後も大量の傷跡や潰瘍が残ることもある。

弁証論治

小面積で軽度の焼傷には、外治法の単用ですむが、大面積で重度の焼傷には、中西医結合治療が必要である。内治の原則は清熱解毒・益気養陰を中心とする。外治では焼傷創面の清潔を保ち、処理を正確に行って感染を予防して癒合を促進しなければならない。深Ⅱ度の創面では、痂下の癒合を促進し、瘢痕を残さないようにする。Ⅲ度の創面では、早期に痂皮を乾燥し、植皮を行い、治療過程をなるべく短縮するように心掛ける。

焼傷面積の計算方法と焼傷深度の判断

1）手掌法

焼傷を負った本人の五本の指をくっつけて、開いた片方の掌が体表面積の1％に相当する。小面積や散在する焼傷の計算方法。

2）中国九分法

身体全体の表面積を11部分、9等分に分ける方法。

・成人の頭・顔・首部が全体の9％

・両腕が 2 × 9%＝ 18%

・躯幹部前後と外陰部が 3 × 9%＝ 27%

・両下肢と臀部が 5 × 9%＋ 1%＝ 46%

3）児童の焼傷面積の計算方法

・頭・首・顔部：9 ＋（12 －年齢）＝ X%

・両下肢：　46 －（12 －年齢）＝ Y%

4）焼傷深度の判断

分度		深度	創面表現	創面無感染時の癒合過程
I度（紅斑）		表皮・角質層	紅腫熱痛・感覚過敏・表面乾燥	2～3日後に落屑は治癒。瘢痕はない。
II度（水疱）	浅II度	真皮浅層・部分的な生発層は健在	激痛・感覚過敏・水疱・基底部が紅色・潮湿・局部の腫脹	1～2週間後に癒合。瘢痕はない。色素沈着。
	深II度	真皮深層・皮膚各部が残留	痛覚消失・水疱・基底部が蒼白・紅色の斑点・潮湿	3～4週間後に癒合。瘢痕がある。
III度（痂皮）		皮膚全層に達し、皮下組織・肌肉・骨格まで痛む	痛覚消失・弾力がない・皮膚が皮革のような硬さ・蝋白焦黄か炭化・乾燥・皮下静脈が枝状に阻塞	2～4週で痂皮が落屑。肉芽創面形成。小面積以外は植皮で癒合。瘢痕と瘢痕攣縮を形成。

○ 内治

1. 火毒傷津証（かどくしょうしん）

症状：壮熱・煩躁・口渇・飲みたい・便秘・尿が濃い・舌質紅絳で乾燥・舌苔黄か黄糙・或いは無苔・脈洪数か弦細数。

治法：清熱解毒・益気養陰

方薬：黄連解毒湯（おうれんげどくとう）『肘後備急方』、銀花甘草湯（ぎんかかんぞうとう）『外科十法』

黄連解毒湯：黄連 3-9g、黄柏・黄芩各 6g、山梔子 9g

銀花甘草湯：金銀花 30g・甘草 3g

参考：銀翹解毒散（ぎんぎょうげどくさん）

金銀花・連翹各 4.26g、桔梗・甘草・薄荷各 2.56g、淡豆豉・牛蒡子各 2.14g、淡竹葉・荊芥各 1.70g、羚羊角 0.13g

2. 陰傷陽脱証（いんしょうようだつ）

症状：疲労・倦怠感・顔色蒼白・呼吸微弱・表情が薄い・嗜睡（しすい）・自汗・四肢の冷え・体温が上がらない・排尿が少ない・全身か局部の水腫・瘡面から大量の滲出液・舌質淡暗で舌苔灰黒・あるいは舌質淡嫩・舌苔無・脈微欲絶か虚大無力。

治法：回陽救逆・益気護陰

方薬：参附湯『世医得効方』合生脈散『内外傷弁惑論』

参附湯：人参 12g・附子 9g

生脈散：人参 9g・麦門冬 15g・五味子 6g

3. 火毒内陥証

症状：壮熱が退かない・口唇の乾燥・躁動不安・便秘・尿が濃い・舌質紅絳で乾燥・舌苔黄か黄糙・あるいは焦干で芒刺舌・脈弦数。

火毒が心に伝変すると、煩躁・不安・昏睡・譫語などがみられる。

火毒が肺に伝変すると、呼吸が荒く、鼻翼煽動・咳嗽・痰鳴・痰に血を帯びる。

火毒が肝に伝変すると、黄疸・両目の上視・痙攣・抽搐がみられる。

火毒が脾に伝変すると、腹脹・便秘か軟便で便は粘稠で臭い・吐き気・嘔吐・食欲不振・嘔血・便血がみられる。

火毒が腎に伝変すると、浮腫・血尿・尿閉がみられる。

治法：清営涼血解毒

方薬：清営湯『温病条弁』、犀角地黄湯『備急千金要方』

清営湯：犀角 2g、生地黄 15g、玄参・麦門冬・金銀花各 9g、丹参・連翹各 6g、黄連 5g、竹葉心 3g

犀角地黄湯：犀角 3g、生地黄 30g、赤芍・牡丹皮各 9g

4. 気血両虚証

症状：疾病後期で火毒は次第に退き、微熱・精神疲労・息切れ・話をしたがらない・痩せ・顔色に艶がない・食欲不振・自汗・盗汗・創面の肉芽の色が淡・癒合が遅い・舌質淡・舌苔薄白か薄黄・脈細弱。

治法：補気養血・兼清余毒

方薬：托裏消毒散、八珍湯加金銀花・黄耆

托裏消毒散『医宗金鑑』：人参・川芎・白芍・黄耆・当帰・白朮・茯苓・金銀花各 3g、白芷・甘草・皂角刺・桔梗各 1.5g

八珍湯『正体類要』：人参・白朮・茯苓・当帰・川芎・芍薬・熟地黄・甘草各 30g

参考：十全大補湯

人参・黄耆各 2.5-3g、白朮・茯苓・当帰各 3-4g、芍薬 3g、地黄 3-4g、川芎・桂皮各 3g、甘草 1-2g（※厚生労働省 一般用漢方製剤承認基準による）

5. 脾虚陰傷証

症状：疾病後期で火毒はすでに退いた後に、脾胃虚弱・陰津耗損となる。顔色は萎黄・消化不良・食欲不振・腹脹・軟便・口渇少津・口舌に糜爛・舌質暗紅で乾燥・舌苔剥奪、光滑無苔・脈細数。

治法：補気健脾・益胃養陰

方薬：参苓白朮散『太平恵民和剤局方』合益胃湯『温病条弁』

参苓白朮散：人参・茯苓・白朮・炙甘草・山薬各 9g、白扁豆 6g、蓮子肉・砂仁・薏苡仁・桔梗各 4.5g

益胃湯：沙参 9g、麦門冬・生地黄各 15g、玉竹 4.5g・氷砂糖 3g

○ 外治

1. 小面積のⅠ・Ⅱ度焼傷

京万紅燙傷薬膏・清涼膏・紫草膏・万花油などを外塗して、暴露するか包帯を巻く。または、地楡粉・大黄粉を各等分にして胡麻油で調整したものを外敷し、包帯で巻く。2 日に 1 回交換する。

京万紅燙傷薬膏：穿山甲・地楡・当帰・白芷・紫草・乳香・没薬・血竭・山梔子・大黄・竜脳を各等分

清涼膏（清涼油乳膏）『医宗金鑑』：風化石灰 1 升・清水 4 碗

紫草膏：紫草 50g・香油 250g

2. 比較的大面積のⅡ度焼傷で皮膚の破損がないもの

水疱内の液体を抽出し、毎日数回、虎地酊を創面に噴射する。水疱が潰れた者は、外皮をそぎ落として焼傷薬膏を外塗する。または液体せっけん 100ml にゲンタマイシン 80 万単位を加え、調整後毎日数回、外塗する。

虎地酊：虎杖・地楡各 100g に、70％アルコール 250ml を加え、浸泡する。

3. Ⅲ度焼傷

ポビドンヨードを外塗し、痂皮の乾燥を保ち、感染を防止する。

全身の状態がよい場合は、3 ～ 6 日後に植皮する。植皮できそうにない場合は、「蚕食脱痂」法を採用し、2 ～ 3 週間後に痂下が自溶したときに、痂皮を去り植皮する。また水火燙傷膏・創薬膏を外用し、脱痂を促す。

2　腸癰

定義

腸癰とは腸道に発症した癰腫のことで、内癰の範疇となる。

臨床では現代医学の急性虫垂炎・回腸末端憩室炎・クローン病などが腸癰の範疇となるが、中では急性虫垂炎が最も多い。本病は青年・壮年の男性に多く、外科入院患者の10〜15%を占め、急腹症の首位となっている。

病因病機

腸癰は、飲食不節・食後の急激な運動や外傷・寒温の不適切・情志の失調により、胃腸を損傷して腸道の伝化作用が失調、糟粕が停滞して**気滞血瘀**から**熱化**し、肉腐を生み癰腫を形成する。

1. 飲食不節

暴飲暴食・生もの、冷たいもの、脂こいものを好むなどは、脾胃を傷め、腸道の機能を失調して糟粕が積滞することで、湿熱が内生して腸道を積結するため腸癰となる。

2. 飽食後の急激な運動や外傷

飽食後に急激に走り回ったり、転んだり捻挫したりすると、気血が瘀滞し、腸道の伝化が失調して血濁が溜まり、気のめぐりを塞ぐため腸癰となる。

3. 寒温の不適切

外邪が腸中に侵入し、経絡の流れを阻滞すると次第に熱化し、腸癰となる。

4. 情志所傷

鬱怒は肝を傷め、疏泄作用が失調したり、憂思は脾を傷め、気機が不調になると、腸内の気がめぐらず食積や痰湿が溜まり、瘀結と重なって熱化するため腸癰となる。

診断

1. 初期

多くの患者は、臍周辺や上腹部の腹痛があり、数時間後には腹痛は右下腹部に移動して固定的で持続的な痛みが次第に悪化していく。全体の70〜80%の本病の患者には転移性の右下腹部痛の特徴があるが、当初より右下腹部痛を感じる患者もいる。

右下腹部の圧痛点をマックバーネー点（臍と上前腸骨棘の連線上、外側1/3の部位）と呼び、虫垂の位置や状態が変わっても圧痛点は変わらないため、診断の要点となる。また、両側の足三里や上巨虚付近（蘭尾穴）にも圧痛点がある。他にも発熱（38℃前後）・吐き気・食欲不振・舌苔白膩・脈弦滑・弦緊などを伴う。

2. 醸膿期

病状が発展し、次第に化膿してくると腹痛が悪化し、右下腹部の圧痛が顕著になり、反跳痛・腹皮局部の攣急（ひきつけ）がみられる。また右下腹部を触ると包塊がある。高熱（39℃以上）が退かず、吐き気・嘔吐・食欲不振・口渇・便秘か下痢・舌質紅・舌苔黄膩・脈弦数・滑数を伴う。

3. 潰膿期

腹痛は腹部全体に広がり、腹皮攣急、腹部全体の圧痛、反跳痛がみられる。吐き気・嘔吐・便秘か下痢のようですっきりしない・壮熱・自汗・口唇の乾燥・舌質紅か絳・舌苔黄糙・脈洪数・細数を伴う。

4. 変証

1）**慢性腸癰**：初期は腹痛は軽く、悪寒や発熱はなく（ある場合は微熱）、病状の進展も緩慢で舌苔白膩・脈遅緊を伴う。繰り返し発作を起こす病歴があり、多くの場合、虫垂に糞石が阻滞して起こる。

2）**腹部包塊**：発病して4～5日後に身熱が退かず、腹痛も軽減しない。右下腹部に圧痛性の包塊（虫垂周囲膿瘍）がみられる。あるいは腹部の別の部位に圧痛性の包塊（腸間隙、膈下、骨盤腔などの膿腫）がみられる。これは湿熱瘀結・熱毒結聚によるものである。

3）**湿熱黄疸**：腸癰の過程で寒戦・高熱・肝臓腫大や圧痛・黄疸（門静脈炎）が現れる。治療の時期や方法を誤ると肝癰にも発展する。

4）**内瘻・外瘻の形成**：腹腔膿腫形成後の治療が不適当の場合、小腸や大腸を突き破り腸管内腔と他の腸管や管腔臓器との間に内瘻や外瘻など瘻孔が形成される。

弁証論治

六腑は「通」が正常なため、**通腑瀉熱**が腸癰治療のポイントとなる。**清熱解毒・活血化瘀法**は治療過程を短縮できる応用法である。

初期（急性単純性虫垂炎）・醸膿期（軽度急性化膿性虫垂炎）・右下腹部包塊（虫垂周囲膿瘍）には中薬治療の効果が現れる。繰り返し発作を起こすものや病状が重いものは手術や中西医結合治療を採用する。

○ 内治

1. 瘀滞（おたい）証

症状：転移性の右下腹部痛・持続性があり次第に悪化していく・右下腹部の局部的な圧痛・拒按・吐き気・食欲不振・軽度の発熱。舌苔白膩、脈弦滑・弦緊。

治法：行気活血・通腑瀉熱

方薬：大黄牡丹皮湯（だいおうぼたんぴとう）『金匱要略』合紅藤煎剤（こうとうせんざい）（経験方）

大黄牡丹皮湯：大黄 18g、芒硝・牡丹皮各 9g、桃仁 12g、冬瓜子 30g

紅藤煎：紅藤・金銀花・紫花地丁・連翹・乳香・没薬・牡丹皮・延胡索・甘草・大黄各等分

2. 湿熱証

症状：ひどい腹痛・右下腹部や腹部全体の圧痛・反跳痛・腹皮攣急・右下腹部を触れると包塊・壮熱・食欲不振・吐き気・嘔吐・便秘か下痢。舌質紅・舌苔黄膩、脈弦数・滑数。

治法：通腑瀉熱・利湿解毒

方薬：複方大柴胡湯（ふくほうだいさいことう）『医学資料選編』、
大黄牡丹皮湯（だいおうぼたんぴとう）『金匱要略』合紅藤煎剤（こうとうせんざい）（経験方）加敗醤草・蒲公英

複方大柴胡湯：柴胡・黄芩・川楝子・延胡索・白芍・生大黄各 9g、枳殻・木香・生甘草各 6g、蒲公英 15g

大黄牡丹皮湯：大黄 18g、芒硝・牡丹皮各 9g、桃仁 12g、冬瓜子 30g

紅藤煎：紅藤・金銀花・紫花地丁・連翹・乳香・没薬・牡丹皮・延胡索・甘草・大黄各等分

参考：大柴胡湯（だいさいことう）：柴胡 6-8g、半夏 2.5-8g、生姜 1-2g、黄芩・芍薬各 3g、大棗 3-4g、枳実 2-3g、大黄 1-2g

桃核承気湯（とうかくじょうきとう）：桃仁 5g、桂皮 4g、大黄 3g、芒硝 2g、甘草 1.5g

（※厚生労働省 一般用漢方製剤承認基準による）

3. 熱毒証

症状：激しい腹痛・腹部全体の圧痛・反跳痛・腹皮攣急・高熱が退かない・あるいは悪寒・発熱・しばしば発汗・煩渇（はんかつ）・吐き気・嘔吐・腹脹・便秘かすっきりしない下痢。舌質紅絳で乾燥・舌苔黄厚で乾燥・黄糙、脈洪数・細数

治法：通腑排膿・養陰清熱

方薬：大黄牡丹皮湯（だいおうぼたんぴとう）『金匱要略』合透膿散（とうのうさん）『外科正宗』

大黄牡丹皮湯：大黄 18g、芒硝・牡丹皮各 9g、桃仁 12g、冬瓜子 30g

透膿散：黄耆 12g、穿山甲（炒末）3g、川芎 9g、当帰 6g、皂角 4.5g

参考：排膿散及湯（はいのうさんきゅうとう）：桔梗 3-4g、甘草 3g、大棗 3-6g、芍薬 3g、生姜 0.5-1g、枳実 2-3g

（※厚生労働省 一般用漢方製剤承認基準による）

○ 外治

膿ができていてもいなくても、金黄散（きんおうさん）・玉露散（ぎょくろさん）・双柏散（そうはくさん）を水か蜂蜜で糊状にして右下腹部に外敷する。

あるいは消炎散（しょうえんさん）に黄酒や酢を調合して外敷する。例えば虫垂周囲膿瘍形成の場合、まず膿瘍に針を指して膿を出し、抗生剤を注入し（2～3日に一度膿を出す）、金黄膏（きんおうこう）や玉露膏（ぎょくろこう）を外敷する。

さらに大黄牡丹皮湯（だいおうぼたんぴとう）や複方大柴胡湯（ふくほうだいさいことう）など通裏攻下（つうりこうげ）・清熱解毒の中薬の煎剤150～200mlを肛門から直腸内にゆっくりと点滴注入する（肛門から滴入管を15cm以上挿入し、薬液を30分ほどかけて注入する）。薬液を直接下段腸腔に到達させることで、素早く吸収力して通腑瀉熱排毒の目的を達成できる。

金黄散『医宗金鑑』：大黄・黄柏・姜黄・白芷各2500g、南星・陳皮・蒼朮・厚朴・甘草各1000g、天花粉5000g

玉露散（経験方）：芙蓉葉の茎を去り細末にする。

双柏散（経験方）：側柏葉・大黄各60g、黄柏・薄荷・沢蘭各30g

消炎散『中西医結合治療急腹症』：芙蓉葉・大黄各500g、黄芩・黄連・黄柏・沢蘭各400g、竜脳9g

第10章のポイント

■焼傷

1. 定義

2. 病因病機

3. 弁証論治

○焼傷面積の計算方法と焼傷深度の判断

1）手掌法：五本の指をくっつけて、開いた片方の掌が体表面積の1%に相当

2）中国九分法：身体全体の表面積を11部分、9等分に分ける方法。

3）児童の焼傷面積の計算方法

4）焼傷深度の判断

①Ⅰ度（紅斑）

②Ⅱ度（水疱）：浅Ⅱ度　深Ⅱ度

③Ⅲ度（焦痂）

○内治

1）火毒傷津証：治法：清熱解毒・益気養陰
方薬：黄連解毒湯／銀花甘草湯

2）陰傷陽脱証：治法：回陽救逆・益気護陰　方薬：参附湯合生脈散

3）火毒内陥証：治法：清営涼血解毒　方薬：清営湯／犀角地黄湯

4）気血両虚証：治法：補気養血・兼清余毒　方薬：托裏消毒散／八珍湯加味

5）脾虚陰傷証：治法：補気健脾・益胃養陰　方薬：参苓白朮散合益胃湯

■腸癰

1. 定義

2. 病因病機：①飲食不節　②飽食後の急激な運動や外傷　③寒温の不適切
④情志所傷

3. 診　　断：①初期　②醸膿期　③潰膿期
④変証　1）慢性腸癰　2）腹部包塊　3）湿熱黄疸　4）内瘻・外瘻

4. 弁証論治

○内治

1）瘀滞証：治法：行気活血・通腑瀉熱　方薬：大黄牡丹皮湯合紅藤煎剤

2）湿熱証：治法：通腑瀉熱・利湿解毒
方薬：複方大柴胡湯／大黄牡丹皮湯合紅藤煎剤加味

3）熱毒証：治法：通腑排膿・養陰清熱　方薬：大黄牡丹皮湯合透膿散

【附】

本教科書に登場する主要中薬一覧表

【附】本教科書に登場する主要中薬一覧表　五十音順

	中薬	性	味	帰経	功能	分類
ア行	**阿膠**　あきょう	平	甘	肺・肝・腎	補血・滋陰・潤肺・止血	補血
	安息香　あんそくこう	温	辛苦	心・肝・脾・胃	闢穢開竅・行気活血	開竅
	葳蕤　いずい （玉竹）（ぎょくちく）	微寒	甘	肺・胃	養陰潤燥・生津止渇	補陰
	茵陳蒿　いんちんこう	微寒	苦辛	脾・胃・肝・胆	利湿退黄・解毒療瘡	利湿退黄
	鬱金　うこん	寒	辛苦	肝・胆・心	活血止痛・行気解鬱・清心涼血・利胆退黄	活血止痛
	烏梅　うばい	平	酸渋	肝・脾・肺・大腸	斂肺止咳・渋腸止瀉・安蛔止痛・生津止渇	収渋
	烏薬　うやく	温	辛	肺・脾・腎・膀胱	行気止痛・温腎散寒	理気
	延胡索　えんごさく	温	辛苦	心・肝・脾	活血・行気・止痛	活血止痛
	黄耆　おうぎ	微温	甘	脾・肺	健脾補中・昇陽挙陥・益衛固表・利尿・托毒生肌	補気
	黄芩　おうごん	寒	苦	肺・胆・脾・胃・大腸・小腸	清熱燥湿・瀉火解毒・止血・安胎	清熱燥湿
	罌粟殻　おうぞくかく	平	酸渋・有毒	肺・大腸・腎	渋腸止瀉・斂肺止咳・止痛	収渋
	黄柏　おうばく	寒	苦	腎・膀胱・大腸	清熱燥湿・瀉火除蒸・解毒療瘡	清熱燥湿
	黄連　おうれん	寒	苦	心・脾・胃・胆・大腸	清熱燥湿・瀉火解毒	清熱燥湿
	遠志　おんじ	温	苦辛	心・腎・肺	安神益智・祛痰開竅・消散癰腫	養心安神
カ行	**槐花**　かいか	微寒	苦	肝・大腸	涼血止血・清肝瀉火	涼血止血
	薤白　がいはく	温	辛苦	肺・胃・大腸	通陽散結・行気導滞	理気
	海螵蛸　かいひょうしょう	微温	鹹渋	肝・腎	固精止帯・収斂止血・制酸止痛・収湿斂瘡	収渋
	海浮石　かいふせき	寒	鹹	肺・腎	清肺化痰・軟堅散結・利尿通淋	清化熱痰
	荷梗　かこう	平	苦	肝・脾・胃	通気寛胸・和胃安胎	祛暑
	訶子　かし	平	苦酸渋	肺・大腸	渋腸止瀉・斂肺止咳・利咽開音	収渋
	葛花　かっか	平	甘	脾・胃	解酒毒・醒脾和胃	辛涼解表
	藿香　かっこう	微温	辛	脾・胃・肺	化湿・止嘔・解暑	化湿

中薬	性	味	帰経	功能	分類
葛根 かっこん	涼	甘辛	脾・胃	解肌退熱・透疹・生津止渇・昇陽止瀉	辛涼解表
滑石 かっせき	寒	甘淡	膀胱・肺・胃	利尿通淋・清熱解暑・収湿斂瘡	利尿通淋
荷葉 かよう	平	苦渋	肝・脾・胃	清暑利湿・昇陽止血	袪暑
訶梨勒皮 かりろくひ	温	苦酸渋	肺・胃・大腸	斂肺・渋腸・下気・利咽	収渋
瓜蔞 かろ	寒	甘微苦	肺・胃・大腸	清熱化痰・寛胸散結・潤腸通便	清化熱痰
乾姜 かんきょう	熱	辛	脾・胃・腎・心・肺	温中散寒・回陽通脈・温肺化飲	温裏
甘遂 かんずい	寒	苦・有毒	肺・腎・大腸	瀉水逐飲・消腫散結	峻下逐水
寒水石 かんすいせき	寒	辛鹹	心・胃・腎	清熱瀉火	清熱瀉火
甘草 かんぞう	平	甘	心・脾・肺・胃	補脾益気・袪痰止咳・緩急止痛・清熱解毒・調和諸薬・緩和薬性	補気
款冬花 かんとうか	温	辛微苦	肺	潤肺下気・止咳化痰	止咳平喘
桔梗 ききょう	平	苦辛	肺	宣肺・袪痰・利咽・排膿	清化熱痰
菊花 きくか	微寒	辛甘苦	肺・肝	疏散風熱・平抑肝陽・清肝明目・清熱解毒	辛涼解表
亀甲 きこう	寒	甘	腎・肝・心	滋陰潜陽・益腎健骨・養血補心	補陰
枳殻 きこく	温	苦辛酸	脾・胃・大腸	破気除痞・化痰消積	理気
枳実 きじつ	温	苦辛酸	脾・胃・大腸	破気除痞・化痰消積	理気
橘紅 きっこう	温	辛苦	脾・肺	理気健脾・燥湿化痰	理気
橘皮 きっぴ	温	辛苦	脾・肺	理気健脾・燥湿化痰	理気
亀板 きばん	寒	鹹甘	腎・肝・心	滋陰潜陽・清虚熱・益腎強骨・固経止崩・養血補心	補陰
羌活 きょうかつ	温	辛苦	膀胱・腎	解表散寒・袪風勝湿・止痛	辛温解表
杏仁 きょうにん	微温	苦・小毒	肺・大腸	止咳平喘・潤腸通便	止咳平喘
蜣螂 きょうろう	寒	鹹・有毒	胃・肝・大腸	解毒・消腫・通便	その他
金銀花 きんぎんか	寒	甘	肺・心・胃	清熱解毒・疏散風熱	清熱解毒
銀柴胡 ぎんさいこ	微寒	甘	肝・胃	清虚熱・除疳熱	清虚熱

中薬	性	味	帰経	功能	分類
金鈴子 きんれいし	寒	苦・小毒	肝・胃・小腸・膀胱	行気止痛・殺虫	理気
藕節 ぐうせつ	平	甘渋	肝・肺・胃	収斂止血	収斂止血
枸杞子 くこし	平	甘	肝・腎	滋補肝腎・益精明目	補陰
苦参 くじん	寒	苦	心・肝・脾・胃・大腸・膀胱	清熱燥湿・殺虫・利尿	清熱燥湿
瞿麦 くばく	寒	苦	心・小腸	利尿通淋・破血通経	利尿通淋
荊芥 けいがい	微温	辛	肺・肝	祛風解表・透疹消瘡・止血	辛温解表
桂枝 けいし	温	辛甘	心・肺・膀胱	発汗解肌・温通経脈・助陽化気	辛温解表
鶏子黄 けいしおう	平	甘	心・腎	滋陰潤燥・養血熄風	その他
鶏内金 けいないきん	平	甘	脾・胃・小腸・膀胱	消食健胃・渋精止遺	消食
血竭 けっけつ	平	甘鹹・小毒	肝	活血定痛・化瘀止血・斂瘡生肌	活血療傷
芫花 げんか	温	苦辛・有毒	肺・脾・腎	瀉水逐飲・祛痰止咳・殺虫療瘡	峻下逐水
芡実 けんじつ	平	甘渋	脾・腎	益腎固精・健脾止瀉・除湿止帯	収渋
玄参 げんじん	微寒	甘苦鹹	肺・胃・腎	清熱涼血・瀉火解毒・滋陰	清熱涼血
膠飴 こうい	温	甘	脾・胃・肺	補益中気・緩急止痛・潤肺止咳	補気
紅花 こうか	温	辛	心・肝	活血通経・祛瘀止痛	活血調経
香薷 こうじゅ	微温	辛	肺・脾・胃	発汗解表・化湿和中・利水消腫	辛温解表
香豉 こうち	涼	苦辛	肺・胃	解表・除煩・宣発鬱熱	辛涼解表
香附子 こうぶし	平	辛微苦微甘	肝・脾・三焦	疏肝解鬱・調経止痛・理気調中	理気
粳米 こうべい	平	甘	胃・肺・脾	補中益気・健脾和胃・除煩渇・止瀉痢	補気
厚朴 こうぼく	温	苦辛	脾・胃・肺・大腸	燥湿消痰・下気除満	化湿
藁本 こうほん	温	辛	膀胱	祛風散寒・除湿止痛	辛温解表
高良姜 こうりょうきょう	熱	辛	脾・胃	散寒止痛・温中止嘔	温裏
牛黄 ごおう	涼	甘	心・肝	化痰開竅・涼肝熄風・清熱解毒	熄風止痙

	中薬	性	味	帰経	功能	分類
	胡黄連 こおうれん	寒	苦	肝・胃・大腸	退虚熱・除疳熱・清湿熱	清虚熱
	氷砂糖 こおりざとう	平	甘	肺・脾	健脾和胃・潤肺止咳	その他
	牛膝 ごしつ	平	苦甘酸	肝・腎	活血通経・補肝腎・強筋骨・利水通淋・引火下行	活血調経
	呉茱萸 ごしゅゆ	熱	辛苦・小毒	肝・脾・胃・腎	散寒止痛・降逆止嘔・助陽止瀉	温裏
	五倍子 ごばいし	寒	酸渋	肺・大腸・腎	斂肺降火・止咳止汗・渋腸止瀉・固精止遺・収斂止血・収湿斂瘡	収渋
	琥珀 こはく	平	甘	心・肝・膀胱	鎮驚安神・活血化瘀・利尿通淋	重鎮安神
	牛蒡子 ごぼうし	寒	辛苦	肺・胃	疏散風熱・宣肺祛痰・利咽透疹・解毒消腫	辛涼解表
	胡麻 ごま	平	甘	肝・腎・大腸	補肝腎・潤腸燥	補陰
	五味子 ごみし	温	酸甘	肺・心・腎	収渋固渋・益気生津・補腎寧心	収渋
	五霊脂 ごれいし	温	苦鹹甘	肝	活血止痛・化瘀止血	活血止痛
サ行	**犀角** さいかく （**水牛角**）（すいぎゅうかく）	寒	苦鹹	心・肝	清熱涼血・解毒・定驚	清熱涼血
	柴胡 さいこ	微寒	苦辛	肝・胆	解表退熱・疏肝解鬱・昇挙陽気	辛涼解表
	細辛 さいしん	温	辛・小毒	肺・腎・心	解表散寒・祛風止痛・温肺化飲・通竅	辛温解表
	砂仁 さにん	温	辛	脾・胃・腎	化湿行気・温中止瀉・安胎	化湿
	山楂子 さんざし	微温	酸甘	脾・胃・肝	消食化積・行気散瘀	消食
	山梔子 さんしし	寒	苦	心・肺・三焦	瀉火除煩・清熱利湿・涼血解毒・涼血止血	清熱瀉火
	山茱萸 さんしゅゆ	微温	酸渋	肝・腎	補益肝腎・収渋固渋	収渋
	酸棗仁 さんそうにん	平	甘酸	心・肝・胆	養心益肝・安神・斂汗	養心安神
	山薬 さんやく	平	甘	脾・肺・腎	補脾養胃・生津益肺・補腎渋精	補気
	紫菀 しおん	微温	苦辛甘	肺	潤肺化痰止咳	止咳平喘
	絲瓜絡 しからく	平	甘	肺・胃・肝	祛風・通絡・活血	祛風湿熱
	地骨皮 じこっぴ	寒	甘	肺・肝・腎	涼血除蒸・清肺降火	清虚熱
	磁石 じせき	寒	鹹	心・肝・腎	鎮驚安神・平肝潜陽・聡耳明目・納気平喘	重鎮安神

中薬	性	味	帰経	功能	分類
紫蘇子 しそし	温	辛	肺・大腸	降気化痰・止咳平喘・潤腸通便	止咳平喘
児茶 じちゃ	平	苦渋	肺・脾・大腸・肝・胆	活血療傷・収湿斂瘡・止血生肌・清肺化痰	活血療傷
柿蒂 してい	平	苦渋	胃	降気止呃	理気
沙苑蒺藜 しゃおんしつり（沙苑子）（しゃおんじ）	温	甘	肝・腎	補腎固精・養肝明目	補陽
麝香 じゃこう	温	辛	心・脾	開竅醒神・活血通経・消腫止痛	開竅
沙参 しゃじん	微寒	甘微苦	肺・胃	養陰清肺・益胃生津	補陰
車前子 しゃぜんし	微寒	甘	肝・腎・肺・小腸	利尿通淋・滲湿止瀉・明目・祛痰	利尿通淋
䗪虫 しゃちゅう	寒	鹹・小毒	肝	破血逐瘀・続筋接骨	活血療傷
熟地黄 じゅくじおう	微温	甘	肝・腎	補血養陰・填精益髄	補血
朱砂 しゅさ	微寒	甘・有毒	心	清心鎮驚・安神解毒	重鎮安神
棕櫚炭 しゅろたん	平	苦渋	肝・肺・大腸	収斂止血	収斂止血
小茴香 しょういきょう	温	辛	肝・腎・脾・胃	散寒止痛・理気和胃	温裏
生姜 しょうきょう	温	辛	肺・脾・胃	解表散寒・温中止嘔・温肺止咳	辛温解表
生姜皮 しょうきょうひ	涼	辛	肺・脾・胃	和脾行水消腫	利水消腫
小薊 しょうけい	涼	甘苦	心・肝	涼血止血・散瘀解毒消癰	涼血止血
生地黄 しょうじおう	寒	甘苦	心・肝・腎	清熱涼血・養陰生津	清熱涼血
硝石 しょうせき（赤硝）（せきしょう）	大温	辛苦鹹	胃・大腸・三焦	散寒・利水通淋・破堅積・散毒消腫	温裏
小麦 しょうばく	微寒	甘	心	養心除煩	養心安神
菖蒲 しょうぶ	温	辛苦	心・胃	開竅醒神・化湿和胃・寧神益志	開竅
升麻 しょうま	微寒	辛微甘	肺・脾・胃・大腸	解表透疹・清熱解毒・昇挙陽気	辛涼解表
蜀椒 しょくしょう	温	辛	脾・胃・腎	温中止痛・殺虫止痒	温裏
地竜 じりゅう	寒	鹹	肝・脾・膀胱	清熱定驚・通絡・平喘・利尿	熄風止痙
秦艽 じんぎょう	平	辛苦	胃・肝・胆	祛風湿・通絡止痛・退虚熱・清湿熱	祛風湿熱

中薬	性	味	帰経	功能	分類
神曲 しんきょく	温	甘辛	脾・胃	消食和胃	消食
沈香 じんこう	微温	辛苦	脾・胃・腎	行気止痛・温中止嘔・納気平喘	理気
真珠 しんじゅ	寒	鹹甘	肝・心	安神定驚・明目消翳・解毒生肌	熄風止痙
秦皮 しんぴ	寒	苦渋	肝・胆・大腸	清熱燥湿・収渋止痢・止帯・明目	清熱燥湿
西瓜翠衣 せいかすいい	涼	甘	心・胃・肺・腎	解暑除煩・止渇利尿	祛暑
青蒿 せいこう	寒	苦辛	肝・胆	清透虚熱・涼血除蒸・解暑・截瘧	清虚熱
青黛 せいたい	寒	鹹	肝・肺	清熱解毒・涼血消斑・清肝瀉火・定驚	清熱解毒
青皮 せいひ	温	苦辛	肝・胆・胃	疏肝破気・消積化滞	理気
青木香 せいもっこう	寒	辛苦	肝・胃	行気止痛・解毒消腫	理気
西洋人参 せいようじん	涼	甘微苦	肺・心・腎・脾	補気養陰・清熱生津	補気
石葦 せきい	微寒	甘苦	肺・膀胱	利尿通淋・清肺止咳・涼血止血	利尿通淋
赤芍 せきしゃく	微寒	苦	肝	清熱涼血・散瘀止痛	清熱涼血
石決明 せっけつめい	寒	鹹	肝	平肝潜陽・清肝明目	平抑肝陽
石膏 せっこう	大寒	甘辛	肺・胃	清熱瀉火・除煩止渇・斂瘡生肌・収湿止血	清熱瀉火
石斛 せっこく	微寒	甘	胃・腎	益胃生津・滋陰清熱	補陰
川烏 せんう	熱	辛苦・有毒	心・肝・腎・脾	祛風湿・温経止痛	祛風寒湿
全蝎 ぜんかつ	平	辛・有毒	肝	熄風鎮痙・攻毒散結・通絡止痛	熄風止痙
川芎 せんきゅう	温	辛	肝・胆・心包	活血行気・祛風止痛	活血止痛
前胡 ぜんこ	微寒	苦辛	肺	降気化痰・疏散風熱	清化熱痰
穿山甲 せんざんこう	微寒	鹹	肝・胃	活血消癥・消腫排膿・通経・下乳	破血消癥
茜草 せんそう	寒	苦	肝	涼血化瘀止血・通経	化瘀止血
茜草根 せんそうこん	寒	苦	肝・心	行血止血・通経活絡・止咳祛痰	化瘀止血
蝉退 せんたい	寒	甘	肺・肝	疏散風熱・利咽開音・透疹・明目退翳・熄風止痙	辛涼解表

	中薬	性	味	帰経	功能	分類
	旋覆花 せんぷくか	微温	苦辛鹹	肺・胃	降気行水化痰・降逆止嘔	温化寒痰
	仙霊脾 せんれいひ **(淫羊藿)** (いんようかく)	温	辛甘	肝・腎	補腎壮陽・祛風除湿	補陽
	川楝子 せんれんし	寒	苦・ 小毒	肝・胃・小腸・ 膀胱	行気止痛・殺虫	理気
	草烏 そうう	熱	辛苦・ 有毒	心・肝・腎・脾	祛風湿・温経止痛	祛風寒湿
	草果 そうか	温	辛	脾・胃	燥湿温中・除痰截瘧	化湿
	桑寄生 そうきせい	平	苦甘	肝・腎	祛風湿・補肝腎・強筋骨・安胎	祛風湿強筋骨
	蒼朮 そうじゅつ	温	辛苦	脾・胃・肝	燥湿健脾・祛風散寒	化湿
	灶心黄土 そうしんおうど	温	辛	脾・胃	温中止血・止嘔・止瀉	温経止血
	草豆蔻 そうずく	温	辛	脾・胃	燥湿行気・温中止嘔	化湿
	葱白 そうはく	温	辛	肺・胃	発汗解表・散寒通陽	辛温解表
	桑白皮 そうはくひ	寒	甘	肺	瀉肺平喘・利水消腫	止咳平喘
	桑螵蛸 そうひょうしょう	平	甘鹹	肝・腎	固精縮尿・補腎助陽	収渋
	桑葉 そうよう	寒	甘苦	肺・肝	疏散風熱・清肺潤燥・平抑肝陽・ 清肝明目	辛涼解表
	側柏葉 そくはくよう	寒	苦渋	肺・肝・脾	涼血止血・化痰止咳・生髪烏髪	涼血止血
	蘇合香 そごうこう	温	辛	心・脾	開竅醒神・辟穢・止痛	開竅
	鼠婦 そふ	温	酸	肝・腎	破血・利水・解毒・止痛	その他
	蘇葉 そよう	温	辛	肺・脾	解表散寒・行気寛中	辛温解表
タ行	**大黄** だいおう	寒	苦	脾・胃・肝・大腸・ 心包	瀉下攻積・清熱瀉火・涼血解毒・ 逐瘀通経	攻下
	大薊 だいけい	涼	甘苦	心・肝	涼血止血・散瘀解毒消癰	涼血止血
	大戟 たいげき	寒	苦・ 有毒	肺・脾・腎	瀉水除湿・逐痰滌飲	峻下逐水
	代赭石 たいしゃせき	寒	苦	肝・心	平肝潜陽・重鎮降逆・涼血止血	平抑肝陽
	大棗 たいそう	温	甘	脾・胃・心	補中益気・養血安神	補気
	大腹皮 だいふくひ	微温	辛	脾・大腸・胃・ 小腸	行気寛中・利水消腫	理気

中薬	性	味	帰経	功能	分類
玳瑁 たいまい	寒	甘	心・肝	鎮心平肝・清熱解毒	平抑肝陽
沢瀉 たくしゃ	寒	甘	腎・膀胱	利水消腫・滲湿・泄熱	利水消腫
檀香 だんこう	温	辛	胃・心・肺	行気止痛・散寒調中	理気
丹参 たんじん	微寒	苦	心・心包・肝	活血調経・祛瘀止痛・涼血消癰・除煩安神	活血調経
淡竹葉 たんちくよう	寒	甘淡	心・胃・小腸	清熱瀉火・除煩・利尿	清熱瀉火
淡豆豉 たんとうし	涼	苦辛	肺・胃	解表・除煩・宣発鬱熱	辛涼解表
胆南星 たんなんせい	涼	苦微辛	肝・胆	清熱化痰・熄風定驚	清化熱痰
竹茹 ちくじょ	微寒	甘	肺・胃	清熱化痰・除煩止嘔	清化熱痰
竹葉 ちくよう	寒	甘辛淡	心・胃・小腸	清熱瀉火・除煩・生津・利尿	清熱瀉火
竹瀝 ちくれき	寒	甘	心・肺・肝	清熱豁痰・定驚利竅	清化熱痰
知母 ちも	寒	苦甘	肺・胃・腎	清熱瀉火・生津潤燥	清熱瀉火
丁香 ちょうこう	温	辛	脾・胃・肺・腎	温中降逆・散寒止痛・温腎助陽	温裏
釣藤鈎 ちょうとうこう	涼	甘	肝・心包	清熱平肝・熄風定驚	熄風止痙
猪脊髄 ちょせきずい	寒	甘	腎	補陰益髄	その他
猪苓 ちょれい	平	甘淡	腎・膀胱	利水消腫・滲湿	利水消腫
陳皮 ちんぴ	温	辛苦	脾・肺	理気健脾・燥湿化痰	理気
通草 つうそう	微寒	甘淡	肺・胃	利尿通淋・通気下乳	利尿通淋
天花粉 てんかふん **(瓜蔞根)** (かろこん)	微寒	甘微苦	肺・胃	清熱瀉火・生津止渇・消腫排膿	清熱瀉火
天南星 てんなんしょう	温	苦辛・有毒	肺・肝・脾	燥湿化痰・祛風解痙・外用散結消腫	温化寒痰
天麻 てんま	平	甘	肝	熄風止痙・平抑肝陽・祛風通絡	熄風止痙
天門冬 てんもんどう	寒	甘苦	肺・腎・胃	養陰潤燥・清肺生津	補陰
冬瓜子 とうがし	涼	甘	脾・小腸	清肺化痰・利湿排膿	清化熱痰
冬瓜皮 とうがんひ	涼	甘	脾・小腸	利水消腫・清熱解暑	利水消腫

	中薬	性	味	帰経	功能	分類
	当帰 とうき	温	甘辛	肝・心・脾	補血調経・活血止痛・潤腸通便	補血
	灯心草 とうしんそう	微寒	淡甘	心・肺・小腸	利尿通淋・清心降火	利尿通淋
	桃仁 とうにん	平	苦甘・小毒	心・肝・大腸	活血祛瘀・潤腸通便・止咳平喘	活血調経
	童便 どうべん	寒	鹹		滋陰降火・涼血散瘀	その他
	菟絲子 としし	平	辛甘	腎・肝・脾	補腎益精・養肝明目・止瀉・安胎	補陽
	杜仲 とちゅう	温	甘	肝・腎	補肝腎・強筋骨・安胎	補陽
	独活 どっかつ	微温	辛苦	腎・膀胱	祛風湿・止痛・解表	祛風寒湿
ナ行	**肉蓯蓉** にくじゅよう	温	甘鹹	腎・大腸	補腎助陽・潤腸通便	補陽
	肉豆蔲 にくずく	温	辛	脾・胃・大腸	渋腸止瀉・温中行気	収渋
	肉桂 にっけい	大熱	辛甘	腎・脾・心・肝	補火助陽・散寒止痛・温経通脈・引火帰原	温裏
	乳香 にゅうこう	温	辛苦	心・肝・脾	活血行気止痛・消腫生肌	活血止痛
	人参 にんじん	平	甘微苦	肺・脾・心	大補元気・補脾益肺・生津・安神益智	補気
ハ行	**貝母** ばいも	微寒	苦甘	肺・心	清熱化痰・潤肺止咳・散結消腫	清化熱痰
	麦芽 ばくが	平	甘	脾・胃・肝	消食健胃・回乳消脹	消食
	柏子仁 はくしにん	平	甘	心・腎・大腸	養心安神・潤腸通便	養心安神
	白酒 はくしゅ	温	辛甘苦・有毒	胃・心・肺・肝	通血脈・行薬勢	その他
	白頭翁 はくとうおう	寒	苦	胃・大腸	清熱解毒・涼血止痢	清熱解毒
	麦門冬 ばくもんどう	微寒	甘微苦	胃・肺・心	養陰生津・潤肺清心	補陰
	巴戟天 はげきてん	微温	辛甘	腎・肝	補腎助陽・祛風除湿	補陽
	巴豆 はず	熱	辛・有毒	胃・大腸	峻下冷積・逐水退腫・祛痰利咽・外用蝕瘡	峻下逐水
	蜂蜜 はちみつ	平	甘	肺・脾・大腸	補中・潤燥・止痛・解毒	補気
	薄荷 はっか	涼	辛	肺・肝	疏散風熱・清利頭目・利咽透疹・疏肝行気	辛涼解表
	馬勃 ばぼつ	平	辛	肺	清熱解毒・利咽・止血	清熱解毒

中薬	性	味	帰経	功能	分類
半夏 はんげ	温	辛・有毒	脾・胃・肺	燥湿化痰・降逆止嘔・消痞散結・外用消腫止痛	温化寒痰
板藍根 ばんらんこん	寒	苦	心・胃	清熱解毒・涼血・利咽	清熱解毒
萆薢 ひかい	平	苦	腎・胃	利湿去濁・祛風除痹	利尿通淋
蓽撥 ひはつ	熱	辛	胃・大腸	温中散寒・下気止痛	温裏
白果 びゃくか **(銀杏)** (ぎんなん)	平	甘苦渋・有毒	肺	斂肺化痰定喘・止帯縮尿	止咳平喘
白芥子 びゃくがいし	温	辛	肺・胃	温肺化痰・利気・散結消腫	温化寒痰
白僵蚕 びゃくぎょうさん	平	鹹辛	肝・肺・胃	祛風定驚・化痰散結	熄風止痙
百合 びゃくごう	微寒	甘	肺・心・胃	養陰潤肺・清心安神	補陰
白芷 びゃくし	温	辛	肺・胃・大腸	解表散寒・祛風止痛・通鼻竅・燥湿止帯・消腫排膿	辛温解表
白朮 びゃくじゅつ	温	甘苦	脾・胃	健脾益気・燥湿利尿・止汗・安胎	補気
白豆蔲 びゃくずく	温	辛	肺・脾・胃	化湿行気・温中止嘔	化湿
白前 びゃくぜん	微温	辛苦	肺	降気化痰	温化寒痰
白檀香 びゃくだんこう	温	辛	脾・胃・心・肺	行気止痛・散寒調中	理気
白薇 びゃくび	寒	苦鹹	胃・肝・腎	清熱涼血・利尿通淋・解毒療瘡	清虚熱
百部 びゃくぶ	微温	甘苦	肺	潤肺止咳・殺虫滅虱	止咳平喘
白附子 びゃくぶし	温	辛甘・有毒	胃・肝	祛風痰・止痙・止痛・解毒散結	温化寒痰
白扁豆 びゃくへんず	微温	甘	脾・胃	補脾和中・化湿	補気
白茅根 びゃくぼうこん	寒	甘	肺・胃・膀胱	涼血止血・清熱利尿・清肺胃熱	涼血止血
枇杷葉 びわよう	微寒	苦	肺・胃	清肺止咳・降逆止嘔	止咳平喘
檳榔子 びんろうじ	温	苦辛	胃・大腸	殺虫消積・行気・利水・截瘧	駆虫
茯神 ぶくしん	平	甘淡	心・脾・腎	寧心安神	養心安神
茯苓 ぶくりょう	平	甘淡	心・脾・腎	利水消腫・滲湿・健脾・寧心	利水消腫
附子 ぶし	大熱	辛甘・有毒	心・腎・脾	回陽救逆・補火助陽・散寒止痛	温裏

	中薬	性	味	帰経	功能	分類
	浮小麦 ふしょうばく	涼	甘	心	固表止汗・益気・除熱	収渋
	鼈甲 べっこう	寒	甘鹹	肝・腎	滋陰潜陽・退熱除蒸・軟堅散結	補陰
	扁豆花 へんずか	微温	甘	脾・胃	解暑化湿	祛暑
	萹蓄 へんちく	微寒	苦	膀胱	利尿通淋・殺虫止痒	利尿通淋
	防已 ぼうい	寒	苦辛	膀胱・肺	祛風湿・止痛・利水消腫	祛風湿熱
	炮姜 ほうきょう	温	苦渋	脾・肝	温経止血・温中止痛	温経止血
	芒硝 ぼうしょう	寒	鹹苦	胃・大腸	瀉下攻積・潤燥軟堅・清熱消腫	攻下
	防風 ぼうふう	微温	辛甘	膀胱・肝・脾	祛風解表・勝湿止痛・止痙	辛温解表
	蒲黄 ほおう	平	甘	肝・心包	止血・化瘀・利尿	化瘀止血
	補骨脂 ほこつし	温	苦辛	腎・脾	補腎壮陽・固精縮尿・温脾止瀉・納気平喘	補陽
	牡丹皮 ぼたんぴ	微寒	苦甘	心・肝・腎	清熱涼血・活血祛瘀	清熱涼血
	牡蠣 ぼれい	微寒	鹹	肝・胆・腎	重鎮安神・潜陽補陰・軟堅散結	平抑肝陽
マ行	**麻黄** まおう	温	辛微苦	肺・膀胱	発汗解表・宣肺平喘・利水消腫	辛温解表
	麻黄根 まおうこん	平	甘微渋	肺	固表止汗	収渋
	麻子仁 ましにん	平	甘	脾・胃・大腸	潤腸通便	潤下
	蔓荊子 まんけいし	微寒	辛苦	膀胱・肝・胃	疏散風熱・清利頭目	辛涼解表
	礞石 もうせき	平	鹹	肺・肝	墜痰下気・平肝鎮驚	清化熱痰
	木通 もくつう	寒	苦・有毒	心・小腸・膀胱	利尿通淋・清心火・通経下乳	利尿通淋
	木瓜 もっか	温	酸	肝・脾	舒筋活絡・和胃化湿	祛風寒湿
	木香 もっこう	温	辛苦	脾・胃・胆・大腸・三焦	行気止痛・健脾消食	理気
	没薬 もつやく	平	辛苦	心・肝・脾	活血止痛・消腫生肌	活血止痛
ヤ行	**射干** やかん	寒	苦	肺	清熱解毒・消痰・利咽	清熱解毒
	益智仁 やくちにん	温	辛	腎・脾	暖腎固精縮尿・温脾開胃摂唾	補陽

	中薬	性	味	帰経	功能	分類
	益母草 やくもそう	微寒	辛苦	心・肝・膀胱	活血調経・利水消腫・清熱解毒	活血調経
	夜交藤 やこうとう	平	甘	心・肝	養血安神・祛風通絡	養心安神
	雄黄 ゆうおう	温	辛・有毒	肝・胃・大腸	解毒・殺虫	攻毒殺虫止痒
	薏苡仁 よくいにん	涼	甘淡	脾・胃・肺	利水消腫・滲湿・健脾・清熱排膿・除痹	利水消腫
ラ行	**莱菔子** らいふくし	平	辛甘	肺・脾・胃	消食除脹・降気化痰	消食
	梨皮 りひ	涼	甘渋	心・肺・腎・大腸	清心潤肺・降火生津	その他
	竜眼肉 りゅうがんにく	温	甘	心・脾	補益心脾・養血安神	補血
	竜骨 りゅうこつ	平	甘渋	心・肝・腎	鎮驚安神・平肝潜陽・収渋固渋	重鎮安神
	竜胆草 りゅうたんそう	寒	苦	肝・胆	清熱燥湿・瀉肝胆火	清熱燥湿
	竜脳 りゅうのう	微寒	辛苦	心・脾・肺	開竅醒神・清熱止痛	開竅
	凌霄花 りょうしょうか	微寒	辛	肝・心包	活血破瘀・涼血祛風	活血調経
	羚羊角 れいようかく	寒	鹹	肝・心	平肝熄風・清肝明目・散血解毒	熄風止痙
	連翹 れんぎょう	微寒	苦	肺・心・小腸	清熱解毒・消腫散結・疏散風熱	清熱解毒
	蓮子 れんし	平	甘渋	脾・腎・心	固精止帯・補脾止瀉・益腎養心	収渋
	蓮須 れんす	平	甘渋	脾・腎・心	固腎渋精	収渋
	蘆薈 ろかい	寒	苦	肝・大腸・胃	瀉下通便・清肝・殺虫	攻下
	芦根 ろこん	寒	甘	肺・胃	清熱瀉火・生津止渇・除煩・止嘔・利尿	清熱瀉火
	鹿角膠 ろっかくきょう	温	甘鹹	肝・腎	補肝腎・益精血	補陽
	露蜂房 ろほうぼう	平	甘・有毒	胃・肝・腎	攻毒殺虫・祛風止痛	攻毒殺虫止痒
ワ行	**煨姜** わいきょう	温	辛	肺・脾・胃	解表散寒・温中止嘔・温肺止咳	辛温解表

主編者プロフィール

辰巳 洋（たつみ なみ）

医学博士．

1975年北京中医学院（現・北京中医薬大学）卒業．主治医師・医学誌編集者．

1989年来日．総合病院漢方相談，専門学校中医学講師，東洋学術出版社編集協力などを経る．

本草薬膳学院学院長，日本国際薬膳師会会長

順天堂大学国際教養学部国際教養学科	非常勤講師
中国・河南中医薬大学	兼職教授
中国薬膳研究会（北京）国際薬膳師資格認定	審査員・常務理事
世界中医薬学会連合会（本部北京）	主席団執行委員

〈主な著書〉

『薬膳は健康を守る』健友館（2001年）
『用果蔬去除您肝臓的脂肪』中国・人民軍医出版社（2005年）共著
『薬膳茶』文芸社（2006年）共著
『冬季進補与養生康復』中国・人民軍医出版社（2006年）共著
『薬膳素材辞典』源草社（2006年）主編
『薬膳の基本』緑書房（2008年）
『実用中医薬膳学』東洋学術出版社（2008年）
『実用中医学』源草社（2009年）
『一語でわかる中医用語辞典』源草社（2009年）主編
『こども薬膳』緑書房（2010年）
『東洋医学のすべてがわかる本』ナツメ社（2011年）薬膳監修
『防がん抗がんの薬膳』源草社（2012年）
『薬膳お菓子』緑書房（2012年）共著
『東洋医学の教科書』ナツメ社（2014年）薬膳監修
『日常調理 膳食与功能茶飲』〈「薬膳の基本」中国語版〉人民東方出版傳媒東方出版社（2014年）
『1～6歳 功能性膳食調理』〈「こども薬膳」中国語版〉人民東方出版傳媒東方出版社（2014年）
『家庭で楽しむ薬膳レシピ』緑書房（2014年）監修
『体質改善のための薬膳』緑書房（2015年）監修
『新読むサプリ』〈24冊薬膳レシピシリーズ〉ウィズネット（2015年）監修
『実用体質薬膳学』東洋学術出版社（2016年）
『薬膳茶のすべて』緑書房（2017年）
『早わかり薬膳素材』源草社（2017年）主編
『女性のための薬膳レシピ』緑書房（2017年）
中医学教科書シリーズ①『中医臨床基礎学』源草社（2018年）主編
中医学教科書シリーズ②『中医婦人科学』源草社（2018年）主編
『季節の薬膳』緑書房（2018年）監修
中医学教科書シリーズ③『中医小児科学』源草社（2018年）主編

中医学教科書シリーズ④　中医外科学（ちゅういげかがく）

2020年10月1日　第一刷発行

主編者　辰巳　洋

発行人　吉田幹治

発行所　有限会社 源草社

東京都千代田区神田神保町 1-19 ベラージュおとわ 2F　〒101-0051

TEL：03-5282-3540　FAX：03-5282-3541

URL：http://gensosha.net/　e-mail：info@gensosha.net

装丁：岩田菜穂子

印刷：株式会社上野印刷所

乱丁・落丁本はお取り替えいたします。

 ISBN978-4-907892-30-2　C3047